脳卒中者の集団リハビリテーション訓練の13原則

大田仁史

三輪書店

脳卒中者の集団リハビリテーション訓練の13原則 —— 目次

第2章　13原則　49

装幀　糟谷一穂
イラスト　中尾雄吉

序に代えて

1　集団リハビリテーション訓練の意味

集団治療、集団訓練という言葉は三省堂の『大辞林』には見当たりません。日本語としては比較的最近つくられた言葉のようです。既存の言葉として、集団学習、集団指導、集団力学、社会心理学、社会意識などをキーワードとして勉強できるのではないかと思われます。本書の趣旨は、主に身体障害者、特に脳卒中者に対して、集団で行う訓練の考え方と、その利点と効用・手法を確認しておこうとするものです。

集団治療には二つの手法があるように思います。一つ目は本書の目的であるグループをつくり、指導者が同じ動作を指示しながら行うもの、二つ目には、数人を対象者としながら一人のセラピストが一人ひとりの状態に合わせ、個別のプログラムで治療する手法です。後者は、個別訓練を数人集めて行うものといえます。両者ともそれぞれの意味があると考えられますが、本書は前者について書かれたものです。

Ｓｕｅ　Ｖ.Ｓａｘｏｎら（福井圀彦監訳、宮森孝史訳『老年者のＱＯＬプログラム―心理社会的治療法』医歯薬出版、１９９０）の老人のグループワークの項に、グループワークの初期には、特別なニーズを持った老人が自己評価や自立性の向上、社会化の促進、個人的・身体的・心理的問題に対する個人的適応を強化するために集まる、という説明がなされ、治療的アプローチとして認識されていると述べられていて、主な治療的効果として、以下の11を挙げています。

①自己価値観の増大、人生におけるより大きな目標の発見、自立性の向上感を得る、人生の責任を果たそうとする意思の増大。
②老人にとっての目的や意義を拡大するための過去の経験や関係を再検討する。
③身体的、精神的、個人的、家族的あるいは他の人生状況とうまくやっていく能力の向上。
④家族や友人との意義のある人間関係の発展と維持を促進する。

⑤現実感を拡大し、時間、場所、人に対する感受性を増大する。
⑥世界観、政治的・社会的・経済的問題への関心を増大させる。
⑦自己、他人、全体としてのコミュニティの理解と耐性の増大。
⑧効果的な解決を学ぶために、問題に対する個人感情や反応を理解すること。
⑨服装、食行動、話し方、自己紹介の仕方などを含む個人的外見の改善。
⑩身体的あるいは心理的社会問題の進展を保護する方法の理解の促進。
⑪個人的創造能力、コミュニティニーズの意識を広げ、個人的豊かさを正しく評価すること。

Sue V. Saxonらは、リーダーとメンバーの契約において、ⓐグループの説明と意図、ⓑ構造、ⓒ会合の日時、ⓓ会合の場所、ⓔそれぞれの会合の時間帯、ⓕグループの意義、ⓖリーダーと副リーダーの氏名、ⓗグループのスケジュール、ⓘグループメンバーの氏名、を明らかにすることが大切であると述べています。

また、グループプロセスの項で、グループリーダーの喪失などさまざまな理由で「グループの終結が予想される場合には、グループ活動内容の転換が計画されるべき」としています。

ここでは特に疾患や障害の具体的説明はなされていませんが、このようなグループ活動の効果は十分現在でも通用しますし、むしろ、社会の仕組みが複雑化し、家族の介護力や地域の福祉力が低下している日本では、障害者や高齢者にとっての現実の生活は厳しいので、どちらかといえばここで述べられている心理的目標が重要ではないかと考えられるのです。

筆者自身、主として慢性の脳血管障害による片マヒ者や失語症者とのかかわりの目標は、むしろここに挙げられているようなことを目標とし、身体的効果、障害の改善は副次的なものとしてとらえてきましたが、その認識が重要であると思うのです。

精神科医の山川百合子氏（茨城県立医療大学講師）によれば、多くの脳血管障害による片マヒ者には無気力、うつ、認知障害の三つの症候が折り重なって活動性が低下しているので、その解決のためには心理的アプローチが必要であるとしています（『回復期リハビリテーション病棟における脳卒中後うつ状態の予備的研究―ＰＳＤとＱＯＬ』茨城県立医療大学紀要、２００４）。

山根寛氏（京都大学大学院医学研究科教授）は、著書『ひとと集団・場―ひとの集まりと場を利用する 第2版』（三輪書店、２００７）の中で集団について概説し、集団は①目標を持ち、なんらかの共有される規範がある（目標・規範の共有）、②コミュニケーションや相互の作用がみられる（相互作用）、③互いにその集まりに属していると認識している（相互認識）といった特性があるとしており、なぜ人は集まるのか、について次の八つの理由を挙げています。

人は、

①一人で生きることがむずかしい（社会をつくる動物の習性）
②自分と似通った仲間を求める（普遍的体験による安心感）
③他人に受け入れられることで安心する（受容される体験と自己受容）
④他人に認められることで自分を確認する（他者からの承認と自己確認）
⑤他人の役に立つことで喜びを感じる（愛他的行為による自己尊重）
⑥自分を確認するものさしを求める（自己確認から自己評価）

⑦モデルを求める（模倣・修正による自己確立）
⑧一人でできないことをする（協力、合同、共同…）

脳卒中に限りませんが、障害をおって病院のリハビリテーション（以下、リハビリ）に励んで退院してきても、そこは健常者の世界であり、ここで述べられているような思いを持つことは一般的には不可能に近いでしょう。できることなら、入院中に集団訓練の機会があれば、少しは早く心理的に立ち直れるのではないかと思います。特に②に述べられているように、自分だけではないという安心感を持つことは、孤独感にさいなまれている障害者にとっては大切なことです。

最近はあまりいわれなくなったようですが、ある時期、「障害者が障害を受容しないから訓練が進まない。新しい生活が組み立てられない。だから、障害者は障害が治らないことを早く認めなさい。また、治療者は早くそれを伝えなさい」ということが強調され、立場の弱い患者（障害者）はつらい思いをさせられてきました。しかし、多くの中途障害者は常に「元のようになりたい、少しでもよくなりたい」という気持ちを捨て切れないで生活しているのです。筆者は、そのことをきちんと受けとめたうえで、リハビリのプログラムや援助が必要であると考えます。彼らがそのような思いを持つことと、実際に社会に適応して積極的な人生を送る努力をすることは別のことなのです。

「リハビリ人生はやめさせるべき」といった趣旨の発言をする人がいます。百歩譲って、そのいわんとすることが単なる電気治療や理学療法を指したとしても、障害に苦しむ当事者への適切な言葉だとはいえません。おそらくリハビリを狭義に解釈した素人の発言と思われ、きわめて不適切です。例えば腎臓病で透析を余儀なくされ、しかし立派に生活している人はたくさん存在します。その人たちに、「透析人生はやめなさい」といえないでしょう。

障害をおった人たちは、週に一度か二度、また月に数回、専門のセラピストに障害に直接的に関わってもらいながら、人生を組み立てている人と解釈すべきです。統合失調症やあらゆる慢性の疾患においてすべてそうです。中途障害者だけが、リハビリを絶たなければならない理由が筆者にはわかりません。むしろ慢性期に有効なリハビリの手立ての開発が必要なのではないかと思っているのです。その狙いの一つは心理的な課題ではないだろうか、しかも集団によるピアの力が有効ではないだろうか、と。

2　二つの苦しみに苦しむ

障害をおうと二つの苦しみに苦しむ、と南雲直二氏（元・国立身体障害者リハビリテーションセンター研究所障害福祉研究部心理実験研究室長）は『社会受容―障害受容の本質』（荘道社、２００２）の中で述べています。一つは「他人（社会）に苦しめられる苦しみ」、もう一つは「自分の中から出てくる苦しみ」です。

「他人（社会）に苦しめられる苦しみ」は社会の中にある①物理的、②制度的、③文化・情報、④意識（心）の四つのバリアであろうと筆者は考えています。たしかに障害者はこの四つのバリアのために生活を困難にさせられているといえます。この苦しみは、当事者の努力で解決できることではなく、他人が変わってくれないと解決できないことです。

もう一つの「自分の中から出てくる苦しみ」は、ある意味では自分で克服していかなければならないことといえます。この苦しみに対して、援助者はどのようなかかわりができるか、についてはリハビリテーション医療（以下、リハ医療）の臨床に関わる者は考えなければならないと思います。

この後者の苦しみは、障害者の生きていこうとする意欲をそぐものです。元気を失わせるものです。筆者は脳卒中の患者会に長年参加し、そこで出てきた課題からこの苦しみについて以下の七つに整理しました。

①生活感覚の戸惑い
②社会的孤立と孤独感
③獲得された無力感
④役割の変更と混乱
⑤目標の変更ないしは喪失

⑥可能性がわからない
⑦障害の悪化や再発の不安

身体に障害をおったうえに、これらの問題を心の中に置き、苦しんでいるといえます。そのような人々に対して、援助手段がないか、を考え続けてきました。障害そのものは理学療法、作業療法、言語聴覚療法などのリハ医療によるとして、心の問題は一筋縄ではいきません。しかし、よく考えると、これらの課題を解決するのに役立つ手法として、仲間の力が必要なのではないかと思うようになりました。筆者が集団訓練を試みてきた理由です。ここではこの七つの課題に対する集団訓練との関係について概略を説明します。詳しくは、拙著『新・芯から支える』(荘道社、２００６)に整理してありますので参考にしてください。

①「生活感覚の戸惑い」への効果

元気なときに比べ、基礎的なＡＤＬに時間をとられること、そのために一日の中でできることが少なくなってしまっていること、この二つのことにより一日の組み立てをどうしたらよいのか、退院当初は見当がつきません。要するに、主体的な一日の時間割を組めないのです。入院中は病院のつくった時間割で生活をしていますから気がつかないのですが、退院して健常者の世界に入ると、これでいいのかと思ってしまいます。

集団で同じことを行うと、同じことをしてもそれぞれの人によって要する時間が違うことを学びます。家族は健常者ですから、家族のペースで生活はできず、不全感を募らせていますが、同病者といるとその気持ちから解放されるのです。先輩の同病者と同じ行動をとると、「これでいいのだ」ということを体験できるのです。

②「社会的孤立と孤独感」への効果

普通、現在の不自由な自分と過去の元気であった自分を思い比べ、「元に戻りさえすれば」と思いの方向は過去に向いています。これは孤独の殻の中に入っている状態で、周りから「元気を出せ」と言っても元気にはなりません。自分だけがこのようなみじめな姿になって、と孤独の淵をさまよっています。同病の人と触れ合うと、同じような人がいることにとりあえず安心します。苦しんでいるのは自分一人ではないことに気づき安心できるのです。

さらに、現在の不自由な自分と現在の不自由な他者とを比べることができます。これは、少し離れたところから自分を見ているからできるわけで、第三者的、客観的な視点で自分を見つめることであるともいえます。自分を客観視できることは、現実的な行動をとる手始めになります。そして、先輩の同病者を見て、「あのようにならなければならない」と思い、また時には「あのようにまでしては生きたくない」と考えるのです。この「あのように」までが大切です。それは「あのように」という言葉の中には、わずかながら自分の将来の姿があるからです。それを見ているのです。これは、過去の自分にだけ向き合っていたことに比べると、心理的には大違いです。なにしろ前向きな気持ちが少し出てきているからです。

③「獲得された無力感」への効果

退院してからの生活は、ゼロから始まった入院生活とは違います。入院中はわずかでもできなかったことができるようになり、それなりの達成感があります。寝返りができ、座れるようになり、立ち、歩けるようになる。これらはゼロからプラスされたものです。ADLでもそうです。

退院後は、何事もすべて100％できていたところへ、マイナスの能力で帰ってくるのです。しかもそのマイナスたるや、想像を絶するものです。何事かをやろうとすると、病前には何事もなくできていたことができないのです。やろうとすればうまくできない、以前には5分もあればできたことが数十分もかかる、といったことを学習させられるのです。これではやってもやってもだめだ、という気持ちばかりが強化されて、無力感に陥ってしまいます。何か達成感を得るようなことがほしいのです。おそらくたいていの人は、健常者ばかりの中では無理でしょう。

仲間の会ですと、集団で同じ動作を行った際、人よりうまくできることがあります。またできたことを、周りにほめてもらうとか認められることがあります。健常なときの達成感とは違っても、無力感にさいなまれている人には大きな福音です。「やったあ！」ということが集団訓練の中で経験できると、こんなよいことはありません。競争ではありませんが、競うようなプログラムも場合にはよいかもしれません。

④「役割の変更と混乱」への効果

役割には行動役割と存在役割があるといわれています。会社で働き、家族を養うなどは行動役割です。主婦が家事をこなすなどもそうです。行動役割は、社会的な活動をすれば必ず生ずるもので、わかりやすいと思います。

一方の存在役割は活動そのものではなく、存在を他者に保障されて生ずる役割で、少々理解しにくいかもしれません。行動役割を果たせば必ず存在役割もついてくるのですが、例えば会社で働いていた人が病気のため職を失うと、行動役割が一気に消失し、それに限定して存在した存在役割もなくなります。課長という立場の役割などです。しかし、人は会社だけで生活しているわけではなく、家族の縁やいろいろな友人の縁、人によっては地域に縁があり、そのような関係の中で生活しているわけで、その中での役割があります。わかりやすいのは、父親は働くだけが父親ではないはずです。家族の大切な絆の中心的存在です。家族がそのような存在を大切と思うかぎり、活動しなくても存在することだけで役割があります。家族の一員が病に倒れ、かえって家族の絆が強まったという話はよく聞きます。赤ちゃんの役割も存在役割だけです。存在役割は周りの思いによって強くなるものですから、当人の活動とは直接的には関係しません。しかし、脳卒中で片マヒになり、そのうえ失語症になるなどの重度の障害をおうと、あまりに活動の落差が大きく、存在役割などどこかに吹き飛んでしまっています。少なくとも、本人は役割のすべてを失ったと思っているのです。

自分が用なしの人間になったと思い込んでいる当事者に、存在役割があることを理解してもらうのは容易なことではありません。言葉で説明しても腑に落ちないでしょう。集団訓練の場で少しずつ話を聞いてもらい、納得してもらうより他に術はないでしょう。

集団訓練に参加してくださった、そのこと自体が存在役割を果たしていることを理解してもらいます。そのためにはさりげなく、会が成立するのは参加者のおかげであることを話します。会の構成員になっていること自体で役割を果たしているのです。存在役割の最たるものでしょう。なぜなら、参加者が一人だとしたら、集団も何もないのですから。

もし、集団の場で、「Aさんの様子を見ればおわかりのように……」とAさんを例に、他の人がある症状について勉強をしたとしますと、それはAさんがいてくれたおかげであって、果たした存在役割は大きいのです。そのような場面をたくさんつくれるとすばらしいと思います。Aさんに何かの動作をしてもらい、その結果、他の人が勉強したとすれば、行動役割まで果たしたことになります。そのことを、スタッフはきちんと言わなければなりません。

「Aさんのおかげで、いろいろ勉強できました。ありがとうございました」

ここまで言えれば、行動役割にまで踏み込んだことになります。

他人のことを気遣うとか、声をかけるとかは立派な行動役割の果たし方です。スタッフのわずかなお手伝いでもできると最高です。健常者ばかりの社会では、そのような場面はほとんどないでしょう。

⑤「目標の変更ないしは喪失」への効果

障害をおうと、当人は人生の設計をガラリと変えなければならないでしょう。当人だけでなく家族もそうです。家族の目標、当人の目標、すべて変えなければなりません。そればかりでなく、変えるべき新しい目標を見い出せないで悶々としているはずです。目標のない生活は人間らしい生活とはいえません。いな、目標がなくては、人は生きてはいけないかもしれないのです。どのような目標を新たに持つか。大きい目標、小さい目標いろいろあると思います。でも、発病から日が浅いうちは特にそうです。

入院中は、退院という目標があり、具体的にはＡＤＬを向上させることであったわけです。ＡＤＬの向上など人生の目標になりません。退院という目標もなくなりました。この人たちの新たな目標に何が考えられるでしょうか。

何ができるのかということにも関係しますが、健常者があれやこれやと話をしてもだめです。それは健常者の世界の話、となってしまうからです。だからここでも同病者が必要なのです。

同病の先輩がどのような考えを持って生きていこうとしているかを学ぶなど、先輩がしていることを知ることは重要です。そのような考えを折に触れ、話してもらうことはとても重要です。大勢の先輩が努力して生きている姿から学ぶことは多いはずです。家にいて、一人で答えが出るような簡単なことではありません。

⑥「可能性がわからない」への効果

脳卒中で片マヒになり、失語症でもあると何ができるか見当もつかないでしょう。リハビリのプロは、障害があってもどのようなことができるかを知っていて、いろいろ話はするのですが、プロから言われてもにわかには信じがたいのです。できることなら、当事者の姿から学ぶべきでしょう。

筆者と同じ歳の人で、右マヒと重度の失語症のある方ですが、車を運転して日本中を旅行している人がいます。そればかりでなく、陶芸にチャレンジしたり水泳にチャレンジしたり、その活動をみると驚くばかりです。昨年（２００９）の年賀状で、障害者の全国大会で水泳2位になったことを知りました。

人の可能性など想像は貧弱です。チャレンジすればできることはいっぱいあります。それを仲間から知ることが大切なのです。仲間と旅行をするなどは最高です。旅は最高のリハビリです。そのようなことを集団訓練で知ることが大切です。

⑦「障害の悪化や再発の不安」への効果

普通の人でも時に頭痛がしたり、肩がこったりすることがあります。場合によっては鎮痛剤を服用したり、湿布を貼ったりすると思いますが、「風邪かな」とか「仕事しすぎた」と思う程度でしょう。一度脳卒中で倒れた人はそうはいきません。頭痛がすると、再発ではないかと不安に駆られます。単なる肩こりでも高血圧が昂じてきたのではと不安になります。言葉が詰まっても、障害が悪化したのではと思うのです。このようなことを普通の人はまったく考えないのです。

「心配ないよ」と健常者が言ってもだめなのです。同病の仲間から「自分もそういうときがあったけれど、だんだん慣れてくるよ」と言われると安心なのです。事実、何も事件がなければそれを少しずつ学習していきます。そのつど、専門の医師がいるのならともかく、そうでなければ安心を保障してくれるのは同病者です。

大勢の人が同じことで悩み、しかしなんとか過ごしてきている姿を自分の目で確認できるのが集団リハビリ訓練のメリットなのです。

筆者のいう集団訓練はこのような中から生まれたもので、片マヒや失語症のある人たちに対して必要であることを訴え続けてきました。老人保健法の機能訓練事業が始まった一九八三年から、全国の市町村でこの考えに基づいて「リハビリ教室」（多くの機能訓練事業はこのように呼ばれていました）が開かれるようになったのです。

筆者も多くの市町村の事業に応援に参りましたが、常に機能の改善を望む当事者が、仲間の中で自分を客観視し、孤独から解放され、元気を取り戻していく姿をどれほど見てきたことか。

しかし、残念ながら二〇〇〇年の介護保険法の施行と同時に、機能訓練事業の対象者から介護保険認定者を外すことになり、脳卒中者の多くが参加していたこの事業は衰退してしまいました。

法律や制度にあろうがなかろうが、障害者を支えるのに必要なものは必要なわけで、現在でも茨城県立医療大学付属病院で月に一度ですが、集団リハビリ訓練の教室を開いています。月に一度の会ですが、参加者は脱落することなく、約一時間半の体操を周りと会話しながらこなしています。その間に、参加者の様子を観察することができます。欠席者はきちんと担当者に連絡してくれますから、どうして欠席したかもわかります。

体操は筆者が司会で行います。同じことをやりますから、参加者は何をやるかを知っており、この種目は誰が得意で、これは誰が不得手かまで知っているのです。基本的には脳卒中の人ばかりですが、パーキンソン病の人、リウマチで脳卒中の人、また座位もままならない人など重度のマヒの人がほとんどです。失語症の人もいます。家族と一緒にみえる人が大半ですが、家族も一緒に体操をしたり、介助をしたりです。

教室を始めた頃は床に座ることもできなかった人が、座位をとれるようになるとか、関節の拘縮が改善されるなど、効果はさまざまです。七年やっていますが再発を起こした人は一人だけで、遠方のため現在近くのデイに通っているとか、連絡は常に入ってきます。家族の都合で通えない高齢の人が二人退会されました。気の毒ですがやむを得ないと思います。機能が低下した人は七年で特にみられません。徳島の阿波踊り「寝たきりにならん連」に参加した人が一人います。発病してはじめて飛行機に乗ったとか。自信をつけられ、その後連続して「寝たきりにならん連」に参加してくれています。

どなたも元気を取り戻しておられるのです。もちろん、それはこの会に参加したことのみの効果とはいえませんが、教室がなければ、友人もできず、自分の障害の理解も十分でなかったと思います。

体操が始まるまで、皆さんお互いに楽しそうに近況を話し合ったり、世間話をしたりしておられ、そのような機会はそう多くはないことを考えると、人との交流の貴重な機会であろうと考えています。

第1章

集団リハビリテーション訓練の実際

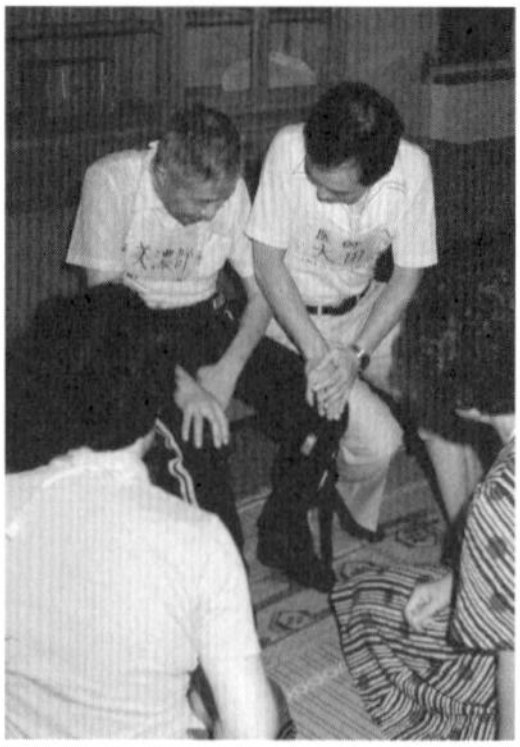

集団の中の個別指導

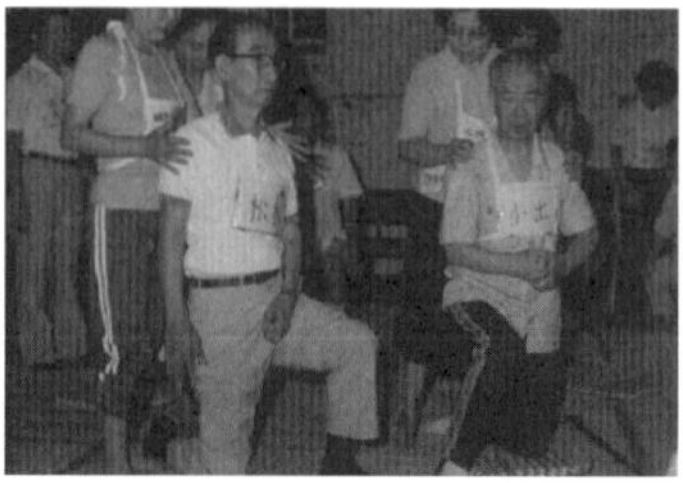

同じ動作を集団で行う

集団訓練と個別チェックを同時に行うのが最もよいと思います。個別にチェックしポイントを話します。集団訓練の場面で必ず出てくる体操の中で、参加者がいくつかを重点的に覚えて自宅で行うことができるような指導ができればすばらしいと思います。そのような運営をするには、スタッフが複数必要です。それは身体的な運動でも失語症の集団訓練でもいえるでしょう。集団と個別のケアは相反する訓練ではなく、補完しながら行うのがベストだと思います。そのことを理解したうえで、集団のメリットを活かす会の運営を考えます。

１　からだを通して心に触れる

身体障害者へのかかわりは、直接的にはその障害部分へのかかわりから始まります。これは集団訓練の原点です。なぜなら、中途障害者の場合、障害の程度はまちまちであっても、ほとんどの人は、常に元のようになりたいという願望を多かれ少なかれ抱いているからです。

援助者はそのような障害者の気持ちを理解し、実際には障害それ自体に深く関わりつつ、その一方で、その人が主体的に将来に関心を抱き、少しでも社会的活動（閉じこもりからの脱却）に加わる気持ちになってくれることを狙いとするのです。したがって、直接的にその場の活動で障害そのものの改善や動作性の改善を期待するものではありません。かかわりは身体活動の向上や障害の改善のみを目的としたものではないからです。しかし、訓練内容によっては、一人ではやりにくく、集団でやったほうがよいものもあります。例えば、大声の発生訓練などは普通一人ではできないからです。

2 対象者について

本書では寝たきりの人の原因疾患として最も多い脳卒中による後遺症者を中心に考えます。一部に他の種類の障害者が入ることも、ある意味、すなわち、自分の他にも異なる障害の人々がいることを知ってもらうという点においては効果がありますが、あまり原因疾病の種類がまちまちだと、場(訓練)を組み立てにくいのです。

病気の時期についても、ある程度考えておく必要があります。急性期には集団という考え方は難しいかもしれません。周辺に同病の人が訓練をしているのならば、むしろその様子をそっと見せてあげるような場面をつくる程度にとどめておくほうが安全かもしれません。なぜなら、急性期にある人は、持てる関心が狭まり、ほとんど自分自身のことしか考えられないのが普通だからです。

障害をおって日の浅い人が先輩の障害者に出会って、「あの程度にしか改善しないのか。あのようによくなるのか」という両極端の感想を抱いたとしても不思議ではありません。私たちの願いは、その人が後者のように「あのようによくなりたい」と思ってくれることにあるのです。しかし、いずれにせよ、将来の自分の姿を心に描くからそう思うので、その心の動きこそ集団の中にいることの大きなねらいといえるのです。

集団治療は、回復期または維持期にある人々に向いていると考えられます。澤俊二氏（藤田保健衛生大学教授）の研究（大田仁史編『集団リハビリテーションの実際―こころとからだへのアプローチ』三輪書店、２０１０）によると、回復期にある人たちは、心はうつうつとしたまま退院し、しかも発病後１年、２年と経つにつれ、情緒的に支えられる人間関係が減少する傾向があるので、この時期にある人々に対しては、集団（ピア、仲間）の中に身を置くことによって、一時的にも孤独感から開放される効果が期待されます。

同様な障害に悩む人たちとの対等な触れ合いは、社会生活（人間関係）の再構築の手がかりを得ることが考えられます。

患者会への参加や、そこから発展し、地域社会に積極的に参加しておられる人も少なくありません。集団治療はそこにつながる一つの重要な手法と考えられるのです。

年齢についても考えておかなければならないことがあります。障害の程度と同様で、若い障害者にも「老人とは違う」と思う人もいれば、「高齢者なのに頑張っておられる」と励まされる人もいます。ただ、年齢差があまりあると、話題の隔たりが大きく、また若い人は就労などの問題を抱えているのに対して、高齢者はできるだけ自立し安穏な生活を送ることができればよい、という大きな目標の違いがあります。

たしかに、あまり年齢が異なると話題や関心ごとに差ができて、プログラムが立てにくく運営も難しくなります。例えば、子どもと成人、現役層と後期高齢者とでは話題があまりに違いすぎ、参加者の関心も散漫になります。厳密に考えることはありませんが、若者（40歳まで）、壮年（65歳まで）、前期高齢者、後期高齢者くらいに分けると共通の課題を話し合えるのでやりやすいと思います。性別は関係しません。

集団の中に入ることで、それぞれの捉え方があって当然です。むしろ、同じことをしても捉え方は人それぞれで、それこそ学べる場としての有効性があります。人それぞれの考えを否定するとか、ある考えを押しつけるのはよくありません。そのような場合は、いろいろな見方があるということを提示するにとどめるべきでしょう。

３　気乗りさせるための必要条件

精神医学者の新福尚武氏は大分県で行われた第15回日本リハビリテーション医学会総会のシンポジウムの講演で、精神障害者について、気乗りを起こさせるためには、次の項目が必要であると報告されました。

[1]治療者の態度

①方針

②熱意

③共感

[2]集団における体験

[3]親しい者からの支え

地域で、患者会を中心に集団的治療に取り組んでいた筆者の考えとほとんど同じであるのに驚くと同時に、１００万の援軍を得た思いがしました。そこで、新福氏の報告を基に、筆者なりの考えで中身をふくらませて以下のように考えてみました。

１ 治療者の態度

①方針

まず治療者（援助者、関わるスタッフ）の態度として、治療者はなぜこのようなことをするのかという根本方針を明確にし、関わるスタッフがそのことを共有することが基本になります。またその日のプログラムが明示され、そのことがもたらすと予測される効果について全員が了解しておくことです。そして、行われるプログラムの流れの概要を全員がイメージすることが大切です。それは、手術をする際に、術者だけでなく、手術場にいる全員が、手術の流れ全体について共通のイメージを持つことが大切なことと同様です。したがって、細かいところまでイメージを共有できると、すばらしい場ができるでしょう。舞台でなされる演劇を考えてもらってもいいかもしれません。

②熱意

治療者の熱意とは、参加者に治療者のひたむきさを感じてもらうことです。方針がしっかりしており、ひたむきな態度で接すれば、知識や技術が少々不足していても、かえって参加者に励まされることがあります。筆者の経験では、暑いさなか、汗をかきながらスタッフが会場設営をしているのを見た参加者が、進んで協力してくれたこともたびたびあります。すでにその時点で集団訓練は始まっているといっていいでしょう。もちろん、その後の会の進行はスムースになります。グループとして仲間意識が生まれ、協力し合い、その中で役割を見い出すなどは集団でなければできないことです。

③共感

共感とは相手の気持ちを察し、わかっているということをきちんと伝えることです。障害について、また、生活上の苦労や悩みについて、治療者は十分承知し、わかっているということを参加者にわかってもらうことです。共感とはそのようにして成り立ちます。わかっているだけでは不十分であって、わかっているということをわかってもらわなければならないのです。そのためには、上手に伝える技術、コミュニケーション技術を学ぶ必要があります。共感するとは、感性に関わることに加えて、コミュニケーション技術を伴うものだといえます。

2 集団における体験

集団における体験は参加者自身が感じとることです。グループダイナミズムの中に自らも参加しているという実感ともいえるでしょう。

第三者的に見てもいろいろなことが考えられます。最近、ピアサポート（ピアカウンセリング）ということが重視されるようになってきたように思いますが、まさに、障害というのっぴきならない関心ごとを共有する人たちが大勢いることで、まずはつらいのは自分だけではないと知って安心する。そして、他者と自分を比較することで、第三者的な目が生まれ、少し離れたところから自分を見る、すなわち自分を客観視できるようになります。自分を客観的に見ることができると、自分の置かれている立場を理解でき、現実的な行動がとれるようになります。

集団の中にいることによって得られる心理的メリットを狙いとして集団治療はなされなければなりません。それが「からだを通して心に触れる」ということです。

3 親しい者からの支え

人が健康に生きていくには、親しい者からの支えが必要なのは、宗像恒次氏の「情緒支援ネットワーク尺度」（宗像恒次著『最新行動科学からみた健康と病気』メヂカルフレンド社、1996）を用いた調査をみても明らかで、障害の有無と関係ありません。澤俊二氏の調査では障害をおうとそれが減少してしまうようです（大田仁史編『集団リハビリテーションの実際―こころとからだへのアプローチ』三輪書店、2010）。

親しい者は家族に代表されます。その意味で、家族の支援は大きな要素です。しかし、親しい者とは誰かということを普遍化すれば、一つの括りとして、「関心ごとを共有できる者」ということもできます。このように考えると、同様の障害をおう者は、障害があるという点において互いに関心ごとを共有しています。同様の障害をおう人は、実はきわめて「親しい」者同士といえるのです。

精神医学者であった島崎敏樹氏は『生きるとは何か』（岩波新書、１９７４）の中で、生きがいについて触れ、生きがいを感じるために「仲間と一緒に生きているという土台」の重要性を述べています。その仲間と「居る」ことに「居（る）がい」を感じ、またその仲間とともに、同じ目標を持ってそれに向かって進んでいくのが「行く（生き）がい」になると述べています。したがって、生きがいを感じるにはまず仲間が必要になります。島崎氏の説をもってすれば、集団治療を上手に組織（運営）することは障害者の生きがいの支援にもなるといえましょう。

4　評価

個別の評価

調査をしておくと後に効果を比較できます。ただし考慮しておかねばならないのは、ライフタイムにつれて、どのような人も身体機能は低下しますから、それだけで取り組みの善し悪しの評価はできません。

図のように、身体能力に対してケアの内容には階層性があります。入院時は何もできなかった人が、さまざまなリハビリケアにより心身の機能は改善します。具体的に見てみると、初めは一番下のレベルのケアを受け、次第に上位のサービスをしてもらうようになり、その

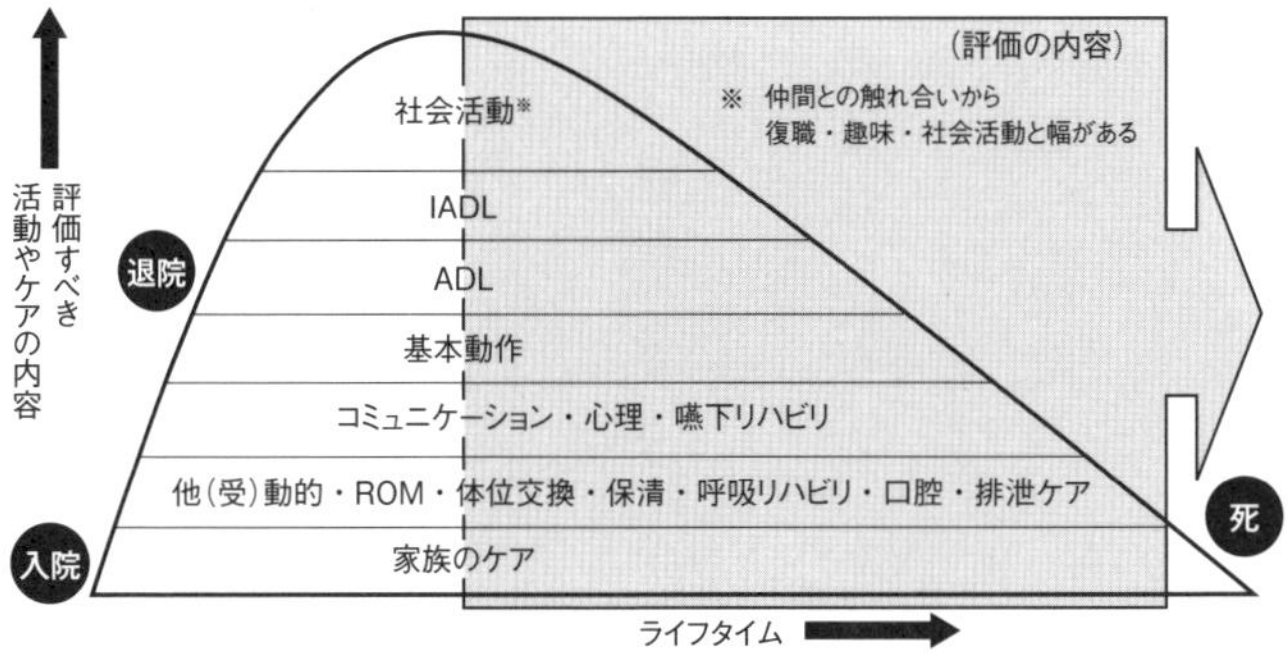

図　ライフタイムとリハビリテーションケアの階層性

能力を獲得していくわけです。

大きな矢印の箱は次第に右へ移行すると考えてみてください。

頂点に行くまでは、箱の左外にある部分のケアに対する評価が必要で、一番下のレベルから、少しずつ必要になり、上のサービスに移っていきます。

頂点、すなわち社会活動ができるようになるところを頂点とすると、それまでは次第に評価項目が増えるわけです。

矢印の箱の左の線が頂点をすぎると、今度は箱の中を見てもらいます。右に箱が移動するにつれて、箱の中身が下のランクに移っていきます。できることが少なくなりますから、評価の内容も少なくなってきます。このように、評価する内容に階層性があることを認識しておかなければなりません。

5　運営の注意点

1 体調のチェック（バイタル、その日や最近の体調）

①血圧（一覧表にしておく）
②脈拍（一覧表にしておく）
③今日の体調

本人の様子を見てもある程度わかりますが、「体調はどう？」と必ず尋ねます。今日のことだけでなく前回からの様子も尋ねます。場合によっては、その中から選んで全体の話題にします。例えば、「風邪をひきまして……」ということであれば、風邪のはやる季節なら、その予防法や対策を全体の中で話し、その人の苦労を全体の話題にします。

2 話し合い

患者の闘病の体験談は貴重です。他の人も聞きたいと思っていることがあります。特に家族がいる場合、当人が話し、家族が聞き手に回っている場合もあるので、そのようなときは折をみながら、「そのときはご家族も、心配されたでしょうね」などと、家族の苦労をねぎらうことを忘れてはいけません。

長々と話をする人もいるし、反対に話したがらない人もいます。あまり長引くときは「あとは次回のお楽しみに」程度で、軽く次に回します。失語症などで話したがらない人には絶対に強要してはいけません。むしろ失語症者の苦労を、運営する側が参加者に代わって話すようにします。「言葉が出なくて、苦労は皆さんの倍以上です」というふうに話します。家族がいれば「おうちではどうですか」と振ってみて、家族の苦労もねぎらいます。いずれにせよ、そのような時間を少しでもつくるように心がけます。

3 用意する道具

①ゼッケン、名札など

グループが長いつきあいになると治療者側は名前を覚えてしまいますが、参加者が覚えているとは限りません。また、ゼッケンや名札をつける意味は別にもあるのです。それは、当事者がそこに存在していることを他者に確認させる、という働きです。自分の存在を無視されるのはつらいことです。出席していることを、また、他者にわかってもらえていることをたった一枚の名札やゼッケンで保障されるのです。受付にみえたときには「○○さんね」と必ず先に名前を呼ぶことが大切です。そして、丁寧に手渡します。自分でつけられない場合はつけてあげましょう。

また利用者にとって、ゼッケンを保管してもらうことは、そのグループに属していることを確認できることでもあります。所属できるところが多いほど、人は活動の広がりを実感できるわけです。

ゼッケンはスタッフもつけるようにします。

②いす

四脚のいすで、すべらないものが使い勝手もよく、安全でもあります。折りたたみのいすで安定性の悪いものはできるだけ避けます。いろいろなポーズをするので、肘掛けはないほうが邪魔にならずよいと思います。バランスがよくない人のために肘掛けのあるいすを用意だけはしておきます。車いすからは原則離れるようにします。

③座布団

床での体操の場合、ハムストリングが短縮している人や股関節の拘縮がある人では、座布団を敷くと楽になります。寝た姿勢の体操をするときには枕の代用にもなります。

4 最近のエピソードを聴く

最近の体調や出来事

先にも述べたように、必ず「どうでした?」と聞き、そこでできるだけ情報を得ておきます。旅行したとか、買い物に出かけたとか、孫が来て疲れたとか、ささいなことでも話を聞いておきます。

5 記録

①カルテ(個票)

血圧などバイタルの記録はもちろんですが、情報を時系列に記録しておきます。評価結果も記録しておきます。わかれば服薬している薬も記載しておきます。病院の検査データがあれば、コピーして添付しておくといいでしょう。

②写真

許可を得て訓練の光景を撮影しておきます。あとで参考になります。スライドなどで年に一度くらい撮影会を行い、全員で見て論評を加えたり、解説したりすると勉強にもなり楽しい催しになります。スライドの中の自分の姿をほめられるのはうれしいし、また改めて障害やその対処法を確認することもできるのです。パワーポイントを使えるので、できるだけ写真を多く撮るよう心がけましょう。

③ビデオ

最近はビデオも活用できますが、編集に手間がかかるのが難点です。

6　集団の規模

少人数だとかえって緊張感が生ずるので、15～20人くらいのグループがよいと思われます。20人近くなると介助者が必要です。それを超えると集中しない人が出てきます。大勢の場合、全体の動作についていけない人が出るので、助手をつけなければなりません。認知症者を対象にするときは、助手が必要です。個別対応がしっかりしていれば認知症の人も基本的には体操に参加できます。動作性のよい人は助手になってもらうと、雰囲気が出ることもあります。もし家族が一緒に参加していれば、介助に手慣れている家族の協力を得たほうがよい場合もありますが、強制はしないことです。家族は、この時間に休みたいこともあるからです。

7　場所

床に降りても支障がない場所がよいでしょう。板の間でも、じゅうたんでもかまいません。リノリウムの床の場合はござを敷くとよいでしょう。最近は個別用のマットも市販されています。広さは、寝て行う体操のときにあまり狭いとやりにくいことがあります。しかし、狭いところで行うのもそれなりに親密度が増してよい場合もあります。その日に、どの体操をするかあらかじめ準備しておきますが、会場に合わせて体操の種目を即興的に思い浮べて行うことも可能です。

第2章

13原則

集団訓練は楽しくなければなりません。ゲームをしたりレクリエーションで楽しくしたりすることもできるでしょうが、司会・進行係の会話力、それに参加者の個性の力を借りながら楽しい雰囲気をつくることも可能だと思います。そのような司会・進行ができるようにプロは勉強が必要です。たとえ遅れている人がいても時間がくれば会をスタートさせましょう。終わりほど厳密でなくてもいいのですが、できるだけ時間通りに始め、終わるのがいいでしょう。

13原則に述べられていることは、会の進行中に必ず取り入れてください。原則ですから。13もあって多いように思われるかもしれませんが、実際にやればそれほどきついことではありません。努力してみましょう。

原則１　他者を観察し、自分と比較できる場面をつくる

他者を見て、自分と比べられるようになるような場面をつくります。例えば、Ａさんをさりげなく紹介しながら、

「Ａさんは失語症ですからうまくお話ができません。大変苦労しておられます。でも、努力してこのような場に来てくれています」と話します。

当人は、自分が失語症という障害で苦しんでいることを参加者がわかってくれたと思い、その場にいることに安心感を持ちます。

話さなければ失語症は他者にはわからないので、このようにきちんと説明することが望ましいのです。同時に、失語症について簡単に説明し、コミュニケーションのとり方（＊25チ

ャンネルなど）について説明します。

失語症に限らず、しびれや痛みに悩まされている人についても同様に、参加者全員にわかるよう次のように説明します。

「Bさんは、マヒは軽いようにみえますが、しびれがひどいのです。そうですね、Bさん」と当人からの返事を待ってもよいと思います。

しびれのつらさを参加者にわかるように説明し、克服するためにどのような努力をしているか聞くのもよいでしょう。また、しびれがないか全員に尋ねると、何人かの人が答えてくれるでしょう。同様に、克服の方法を聞きます。中には、他者の参考になるものがあるかもしれません。それは当事者が決めることで、司会者（セラピスト）は、

「そうですか。Cさんは？」

と回し、しびれがつらいことを全員で認め合える雰囲気をつくります。

参加者はその中で、自分と他者を、障害や能力のレベルで比較できるのです。

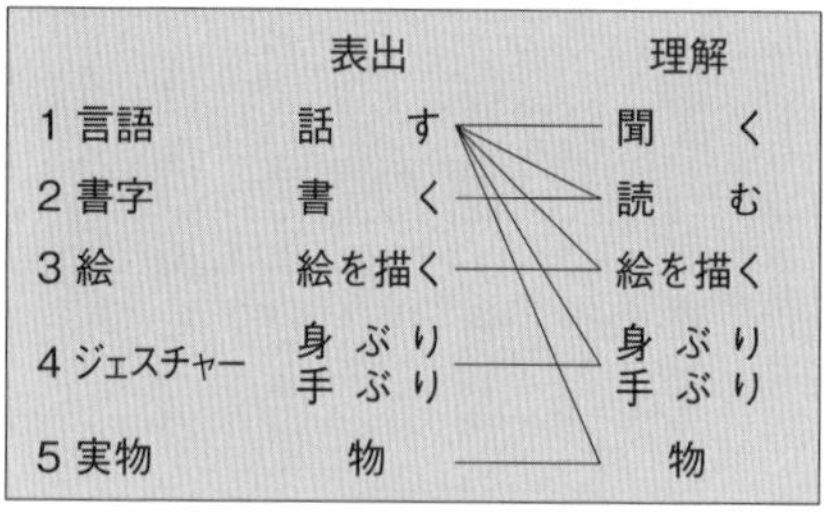

	表出	理解
1 言語	話す	聞く
2 書字	書く	読む
3 絵	絵を描く	絵を描く
4 ジェスチャー	身ぶり手ぶり	身ぶり手ぶり
5 実物	物	物

＊組み合わせれば、25通りになる
コミュニケーションチャンネル

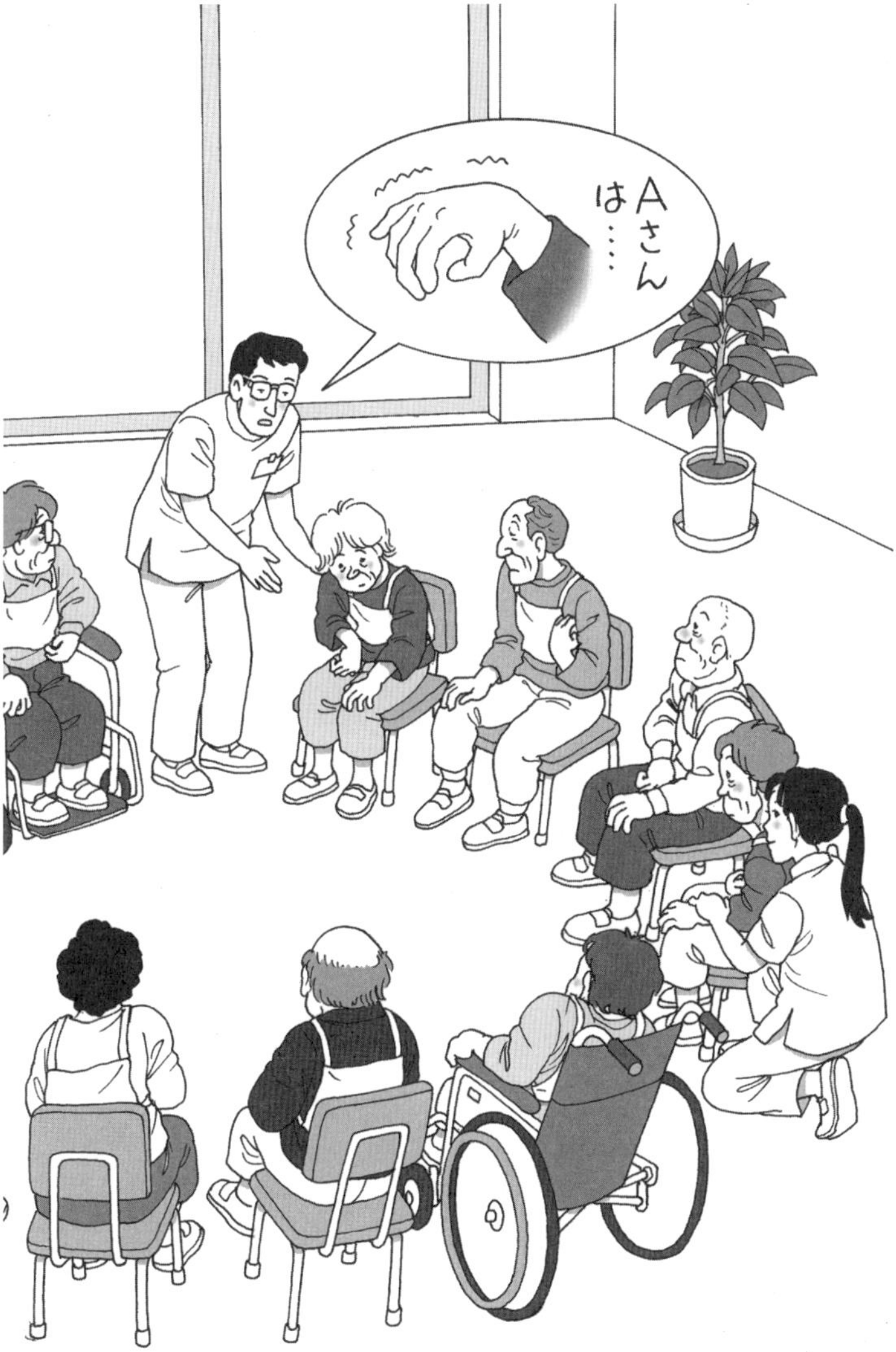
Aさんは……

原則2 障害の同一性と個別性を知る

脳卒中であってもいろいろなタイプがあり程度の違いもありますから、機会を見て繰り返し脳卒中の障害の説明をします。できるだけ参加者の例をひきながら話します。

「Aさんは、たしか脳出血でしたね」

「発病前、前触れのようなことがありましたか」

「仕事で忙しすぎた、ということはありませんでしたか」

「他の人はどうですか」

と同じ話題で他の参加者に聞きます。現在気をつけていることや、健常者が注意すること、元気だと思っている人へのアドバイスをしてもらうのはよいことです。自分の経験が活かされる、と思ってもらえるような会話を心がけます。

同じ脳卒中でも出血や梗塞があること、右マヒであったり左マヒであったり、手術が必要であったり保存的な治療であったり、マヒの程度が違ったり、言葉が出たり出なかったり、呂律《ろれつ》が回らなかったり、認知障害があったりなかったり、しびれがあったりなかったり、つっぱりが強かったり弱かったり、痛みがあったりなかったり、他に合併症があったり、とまさに百人百様です。

当事者の経験は自分一人のことなので、つらければつらいほど「自分だけがなぜ」という思いを持っています。他者の症状を聞くと参考にもなるし、自分はまだよかったと思って安心することもあります。そういう意味で、重度の症状の人が参加してくれるのはありがたいのです。重度の障害がある人であっても、すべての機能が重度でないかもしれません。例えばマヒはきついが痛みがないということもあるわけです。

「同じ脳卒中でも、左マヒになったり右マヒになったり、いろいろですね」

「Bさんは右マヒで利き手を交換するのに苦労しましたね」

「Cさんは左マヒで利き手の交換はなかったけれど、左マヒの人は右マヒの人のように動作がうまくいかなかったりすることがあってけっこう大変です」

と右マヒと左マヒの特徴を簡潔に説明し、他人と障害が違っても苦労しているのは同じ、というところに話をもっていくことが大切です。

また体操の動作の説明をそのつどわかりやすく説明します。なぜそうなるのか、なぜこの運動をするのかを説明します。前に話したから憶えているだろうと省略してはいけません。何回でも説明します。場合によってはホワイトボードを使ってもよいと思います。少々医学的に専門的な内容になってもかまいません。全員がその内容を理解するとは限りませんが、専門的な内容を入れることは参加者にとって、治療者側が集団のレベルを高く評価しているととってもらえます。したがって、例えば共同運動やブルンストロームの回復ステージくらいまで踏み込んで話をしてもよいのです。

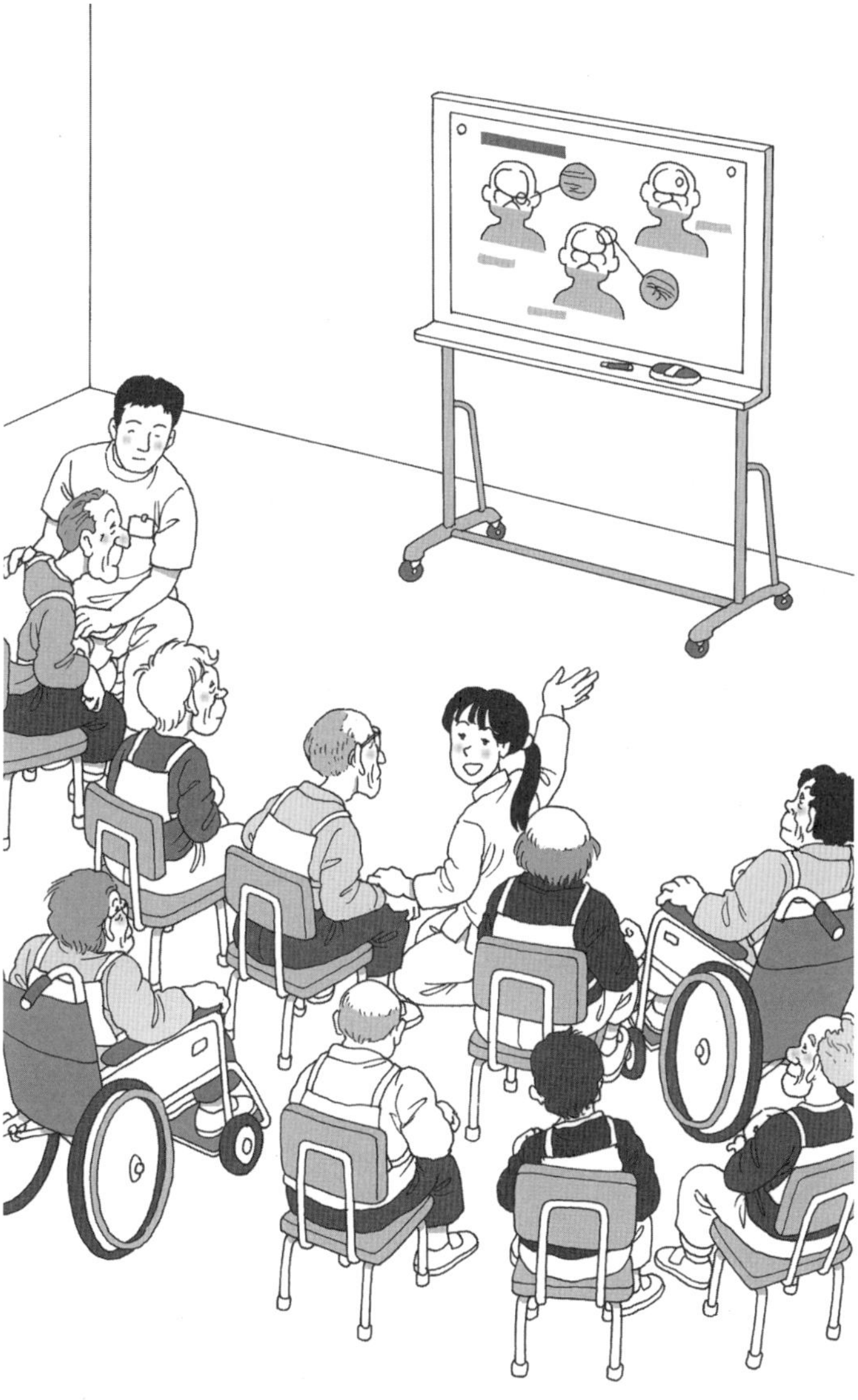

原則3 集団で行う意味を折に触れ参加者に説明する

次のような項目について、折に触れ話します。

1 相互了解の大切さ

健常者にはわかり得ない苦しみであることを話し、同じ障害をおった者同士は言葉でなくてもつらさがわかり、わかり合える者の集まりであると説明します。家族であっても健常者なので、当事者の真の苦労や悲しみはわからないのですが、そのような人を抱えた家族同士は、ある意味で共通の関心ごとがあることを理解し合います。

２ 孤独感の解放

同病の人が集まることで、他の人の役に立っていること、特に「自分だけが……」と思って孤独感にさいなまれている人にとって、本人が意識していなくても他者の存在がその孤独感からの解放にいささかでも役立っていることを話します。

３ 他者を観察することで、未来の自分の姿を思い描く

過去の元気であった自分の姿と現在の不自由な自分の姿だけを思い、「元に戻りさえすれば……」と考えるのが普通です。障害が自分より軽い人、障害の強い人など同じような障害のある人と接すると、「あのようになりたい」とか「あのようでは困る」という、人と自分を比べる気持ちが起こります。それは自分を少し離れたところからみているからです。いわ

ば第三者的に自分をみる、または客観的に自分をみる、その手始めです。しかも、「あのように……」というのはわずかでも未来に自分の姿を思い描くことであり、過去ばかり向いていた思いを一時でも未来に向けさせる効果を生みます。心理的に立ち直るためには、この心の動きは大きいと思われます。

4 先輩の考え方、生き方を知る意味

必ず先輩がいるので、先輩の話を聞きます。よいことでもよくないことでもかまいません。苦労して生きてきた人がいることを知ることだけで励まされますが、どのように考えて生きてきたかうまく話せる人もいます。また日常生活での具体的な工夫を聞くのもよいことです。

5 存在を認め合っていることの意味

集まりそのものが、お互いの存在を認め合っていることになっています。そのことを話すことが大切です。多くの障害者は自分が無用な存在になったと思っていることが多いので、決してそうではなく、自分の存在自体が他者に役立っていることを認め合うのです。司会者がそのように話をしなければ、当事者は気づかないのが普通です。

6 集団でなければできないことがあること

大きい声の発声練習などは集団でなければできません。

個人訓練では「セラピストと治療される者」という関係から脱することができません。集団であればその関係は薄まり、参加者同士は対等な関係になっています。いつも「される」

といういわば上下の立場から、「し合う」という対等な立場になります。受身の状態から少しずつ能動的になってきます。セラピストがいなくても、大勢の中ですから自分自身で動かなければならないのですから。

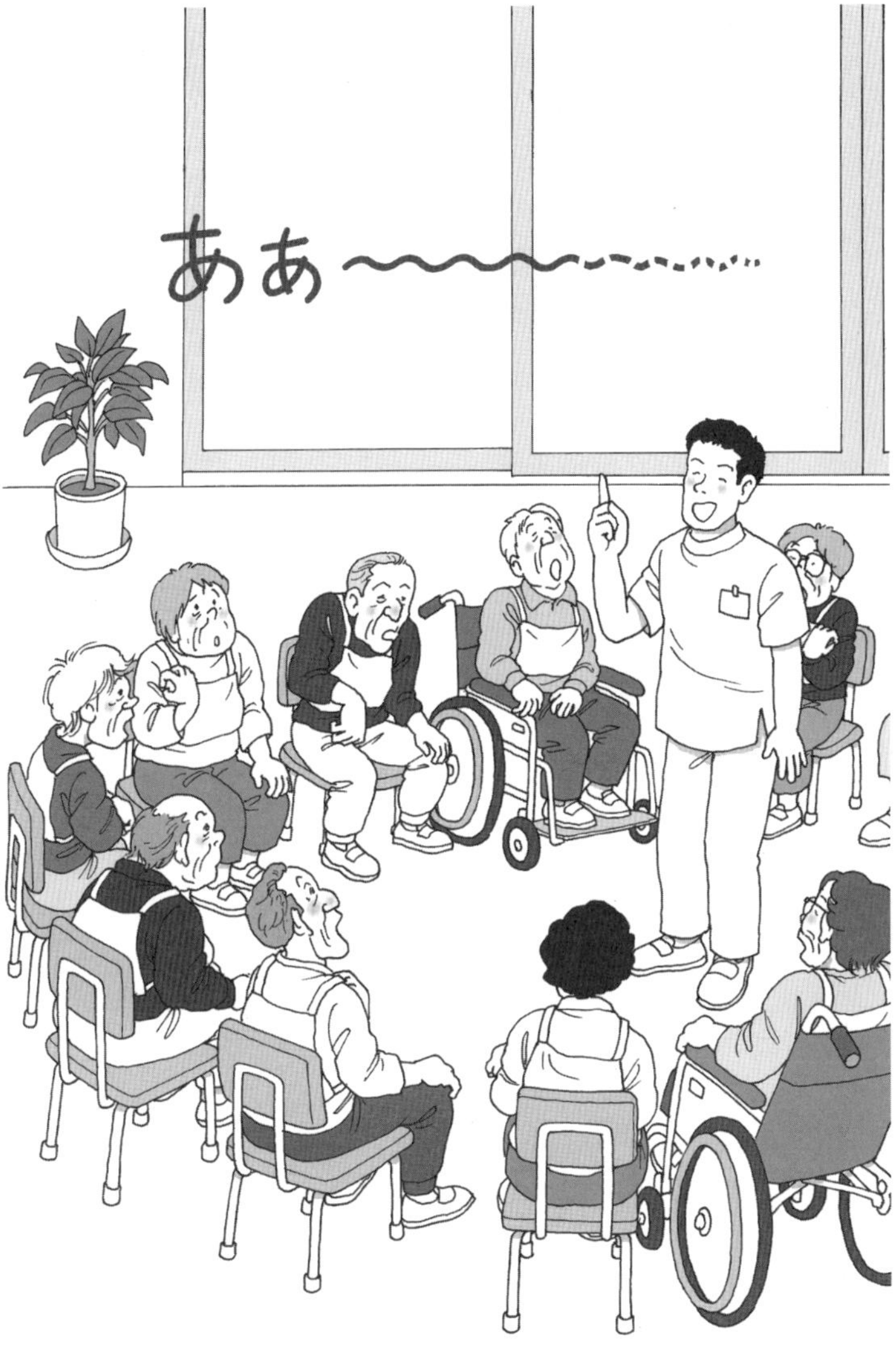
ああ〜〜〜〜〜〜〜〜〜

原則4 誰か一人に対応しているとき、他の参加者にその内容がわかるようにする

集団の中で治療者がある参加者を個別に指導するとき、その人の様子を掌握した時点で、参加者全員にその内容を伝え、さらに、その人が抱える問題も参加者全員に伝えます。

セラピストが一人に接しているとき、他の者が場の雰囲気から離れないように態度に工夫をしなければなりません。例えば、ある人に対応しているときに背後の人の名前を挙げ「○○さんのように……」とか、「○○さんの場合と違って……」と背後の人や他の参加者も念頭にあることをわかるように心がけます。

多人数の中での個人への身のこなしや言葉のかけ方は、全体とのコミュニケーションを失わないように気をつけなければなりません。

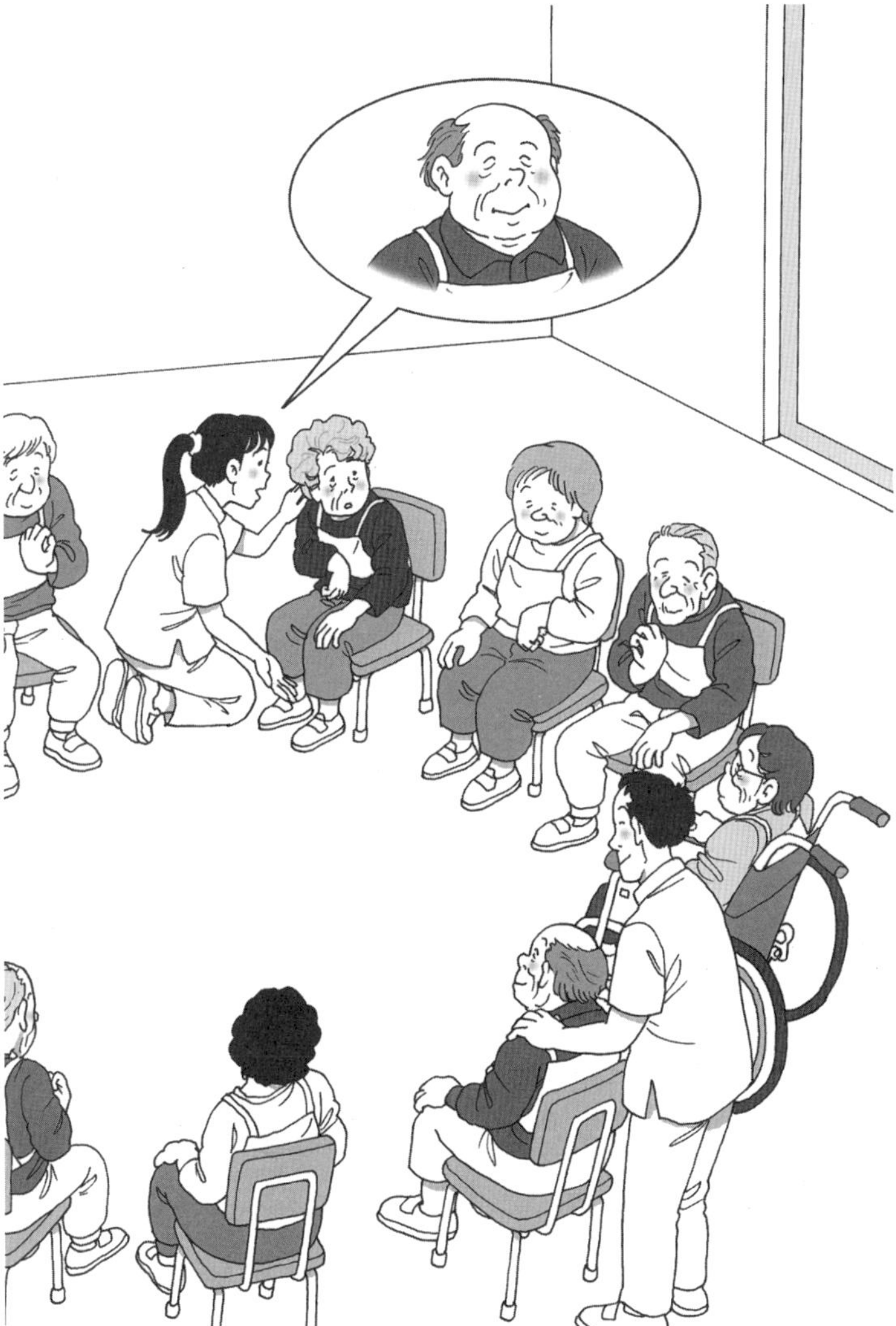

原則5 同じ動作を行い、参加者それぞれのできることの違いを明確にする

同じ動作を行うと、参加者によって得手不得手があることがわかります。ある人にできて、ある人にはできないことが起こります。いろいろな動作を行っているうちに、参加者はあることは人よりうまくできて、あることはうまくいかないことに気づきます。すべてについて完璧によい人はいないので、その違いを参加者で確認していきます。人と比べることによって、次第に自分を客観視できるようになっていきます。個別訓練では得ることができない効果です。

うまくできる人、できた人は必ず全員でほめるようにします。ときには、他の参加者の拍手をもらってもよいでしょう。うまくいかない人には、必ず到達できる目標を提供するか、

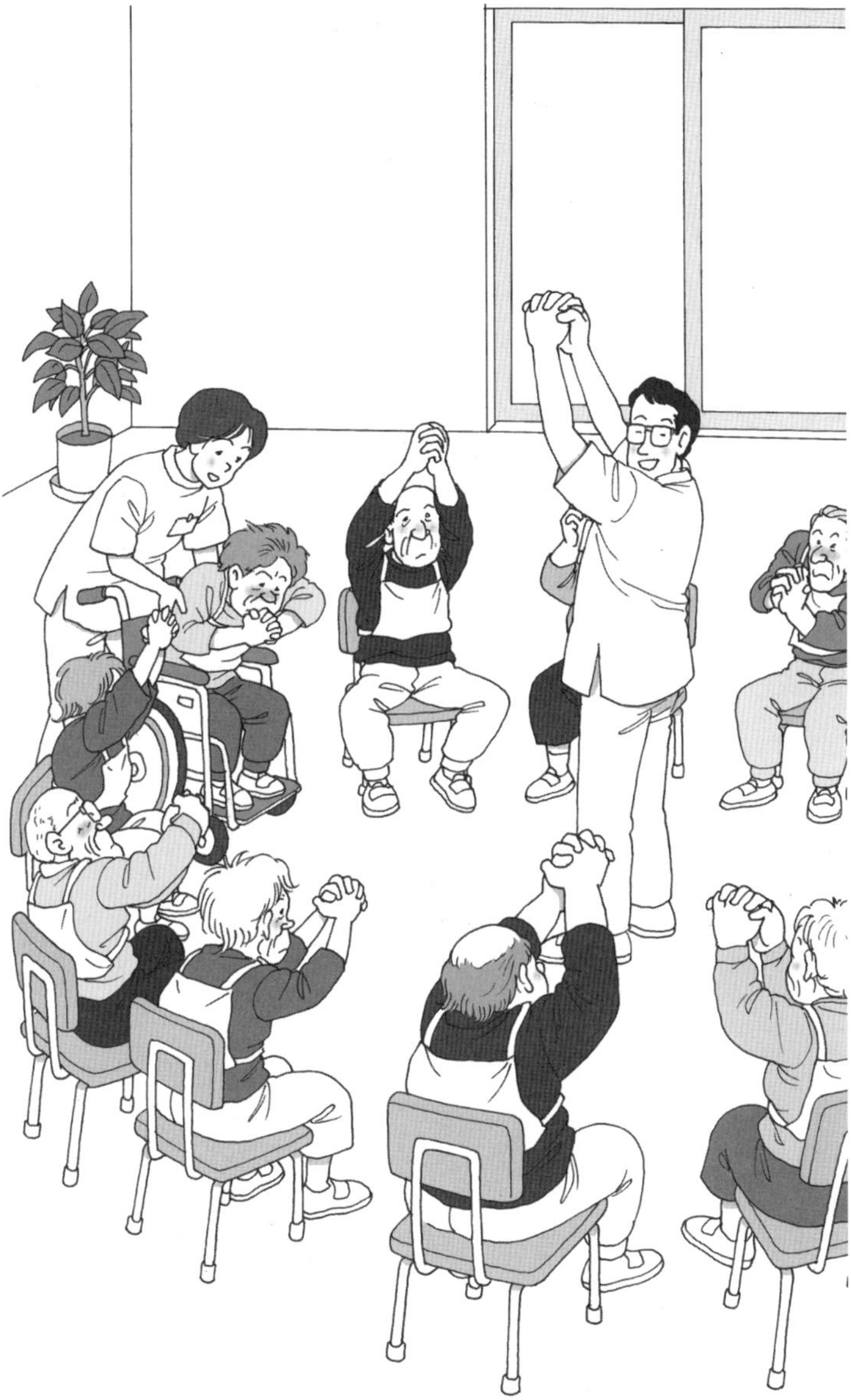

他の動作をしたときによく観察しておき、頃合を見計らって、

「Aさんは、〇〇はうまくいかないけれど、△△はうまいですよね」

とよいところを必ず言うようにします。達成感、効力感をいくらかでも感じてもらえます。

原則6　指導者は一回以上、参加者に声かけをする

大きい名札やゼッケンをつけるのはそれが目的でもあります。

人のことを知るより、全員に自分が誰であるかをわかってもらえると安心感が生まれます。

人の名前をきちんと呼び合えることは、グループ形成の必須条件でもあります。

障害や病状について一人と話をするときは、その人以外の名前も挙げて説明するように心がけます。

「Aさんの問題は、Bさんや、Cさんと同じように……」

というような説明の仕方を工夫します。そのようにすることで全員の名前を口にすることができます。

その日たまたま欠席した人がいれば、その人のことをさりげなく話題にしましょう。それにより、自分も同じように話題にされ得ることをそれとなく知ってもらいます。他人に知ってもらい、無視されることがない存在であることに気づいてもらう高等戦術です。

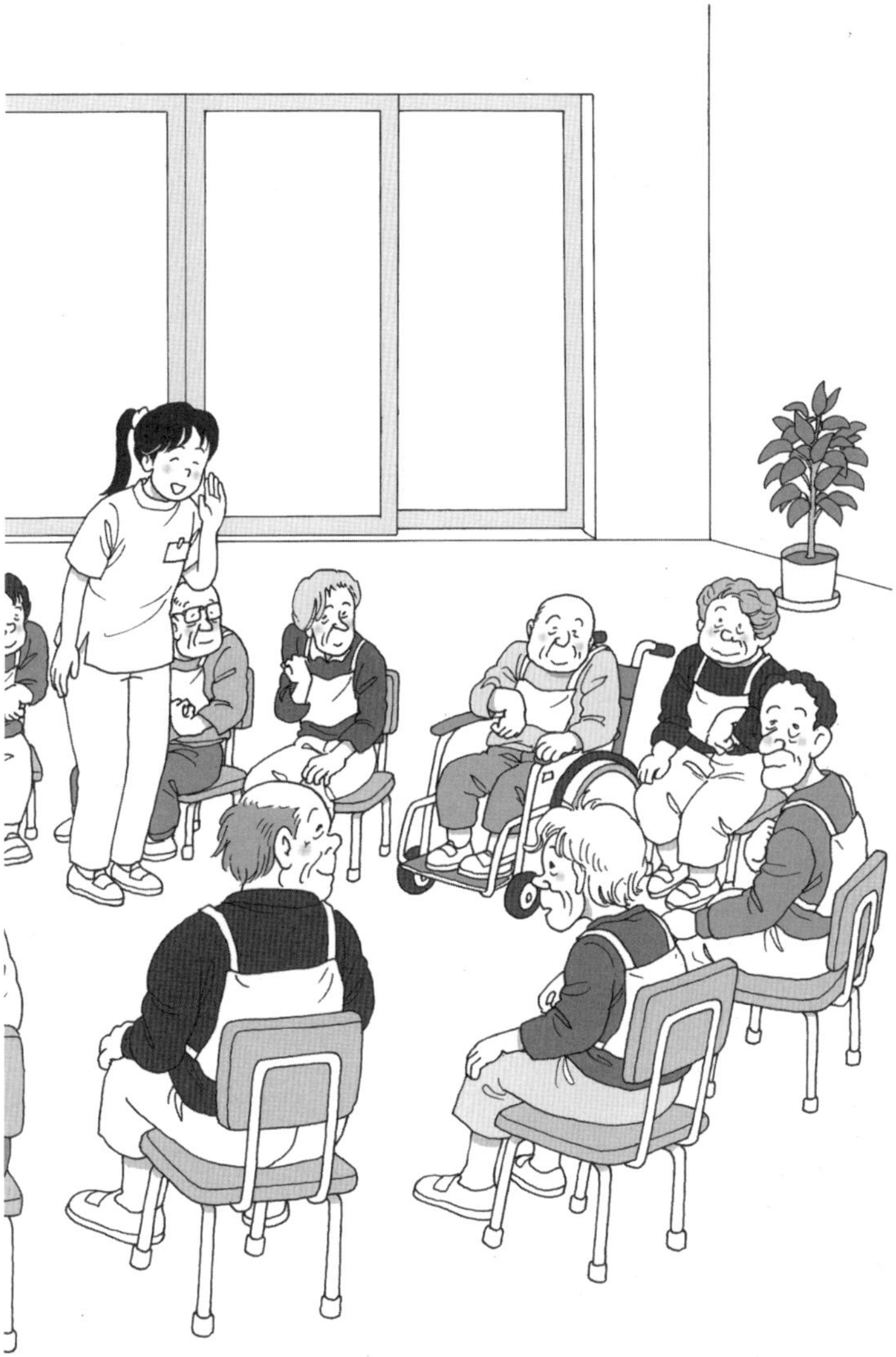

原則7 他者の障害の程度、改善の程度を全員で認め合う場面をつくる

障害の程度はまちまちです。似ているようでも専門家がみればわずかな違いを見つけ出すことはできます。そのことを、全員で確認し合います。人より障害が強くても、努力していることを参加者全員が認めてくれるとうれしいものです。

たとえば肩の体操をしたとき、

「Aさんの肩の拘縮は一番強いようですね。でも、努力しておられるので、あそこまで上がるようになりましたね。もう一度やってみてください。……努力しましたね。皆さんそう思いますよね」

このように全員で努力を確認してあげることが重要です。

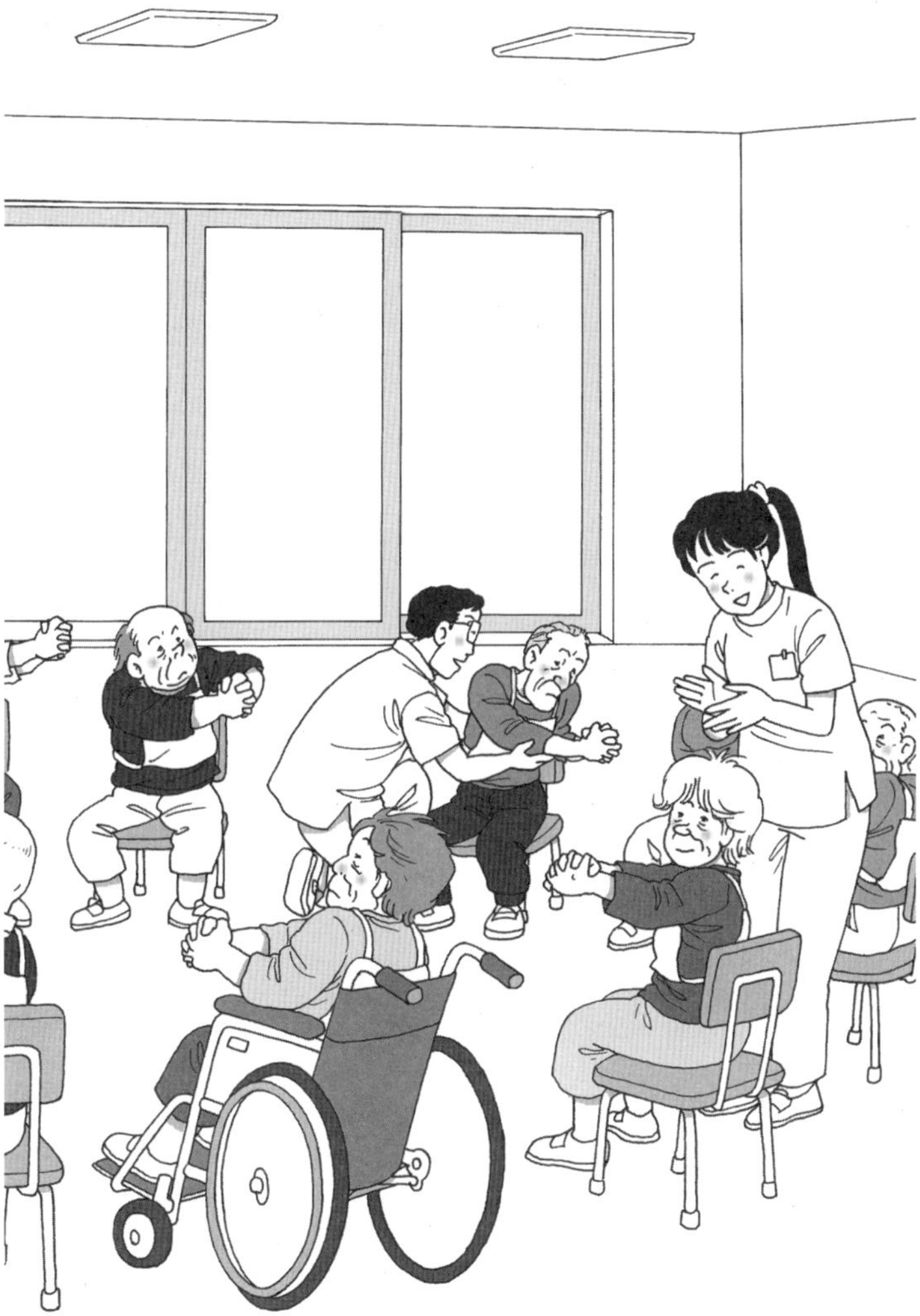

肩の運動をしたとき、可動域がよくないとしても、専門職は他の部位で良いところを見つけ出すことができます。例えば指の組み方、肘の動きなどなどです。場合によっては、「いい体格をしていますね」と体格をほめても、「お年かもしれないけれど、頑張れますよね」と年齢をほめてもよいと思います。マヒの左右で、左のマヒであれば、左マヒの認知障害を話して、そのため動作がしにくいと言ってあげてもよいでしょう。

うまくできる人がいたときは全員でほめます。ハムストリングスをストレッチする体操などは、高齢の人でも非常に柔らかい人がいて驚かされます。そのようなときには素直に全員でほめます。指導する者のほうが体が固くて動きが悪いこともありますが、それを全員で認めると場は間違いなく和むでしょう。

原則8　個人的質問は全員の問題でもある、と必ず一般化して答える

質問は個人的なことであるのが普通です。それに答えながら、誰にもある問題であると説明をします。

「Aさんの問題と同じような人はいませんか？」

「Aさんの問題はBさんと基本的には同じです」

「このようなことをおっしゃる人は大勢おられます」

というように、個別の問題が実は大勢の人の課題である、と答える工夫をします。

さらに、例えば脳卒中であれば、その病態や障害について一般論として話し、その人個人だけが苦しんでいるわけでないことを、それとなく気づくように話を展開します。

「だから、Ａさんもつらいのですよね」

と最後は質問者のことで話を閉じて、話題を次に進めるようにします。

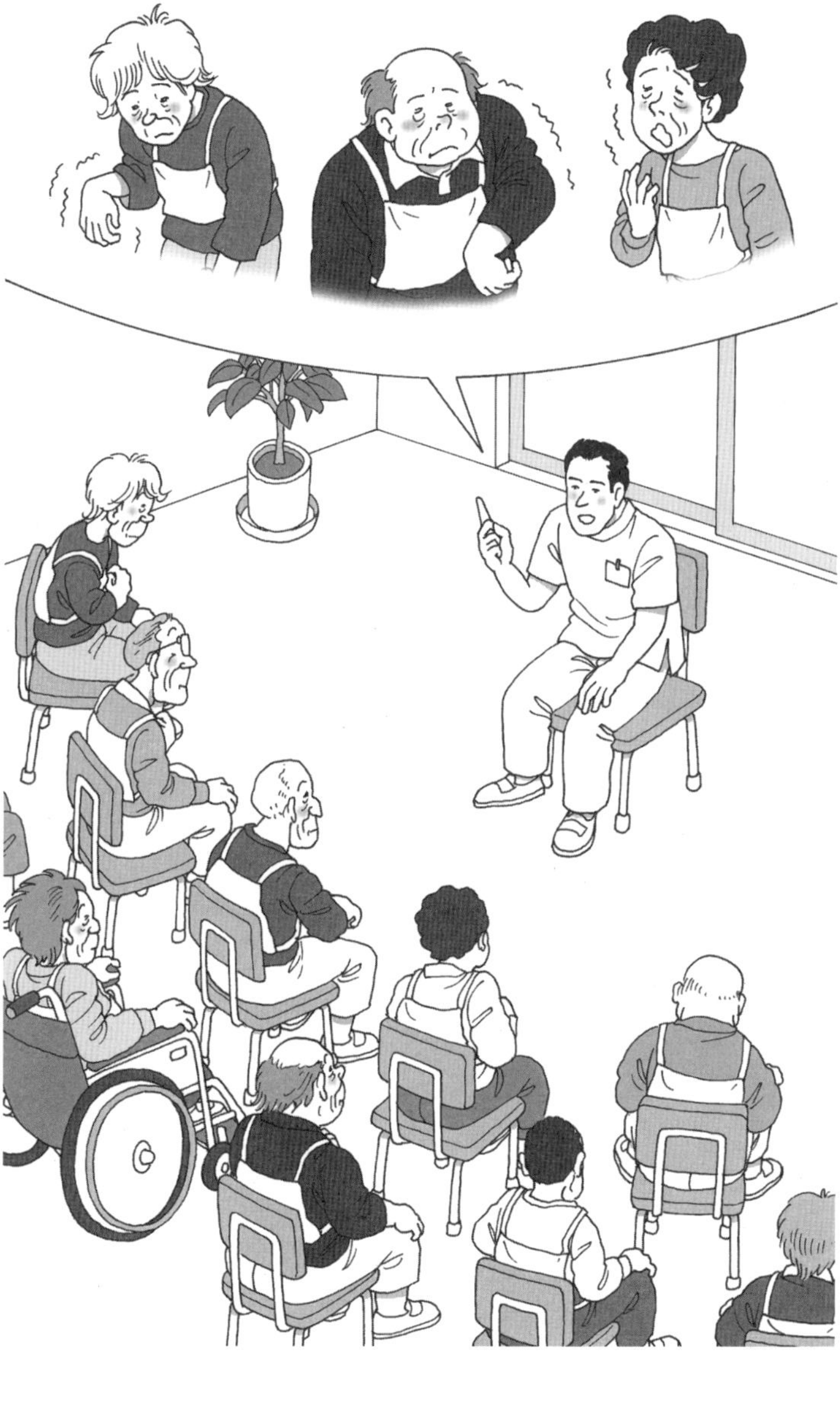

原則9　参加者相互が、互いに他者の役に立ったことを明確にする

すべての動作を完璧にできる人はいません。スタッフの中にも関節や身体が固い人がいるし、高齢者でも身体が柔らかい人がいます。同じ動作をしたとき、異なった状態の人がいることが集団訓練の最大のメリットでもあります。それをいろいろな面で活用するということです。

参加者に存在役割を感じとってもらうためには、集団で行うことが大切であるのは言うまでもありません。そのことを説明します。

「Aさんのおかげで、努力していると少しずつよくなることがよくわかりました」

といった表現がよいと思います。Aさんが人の役に立ったと思えるためには、その場に人

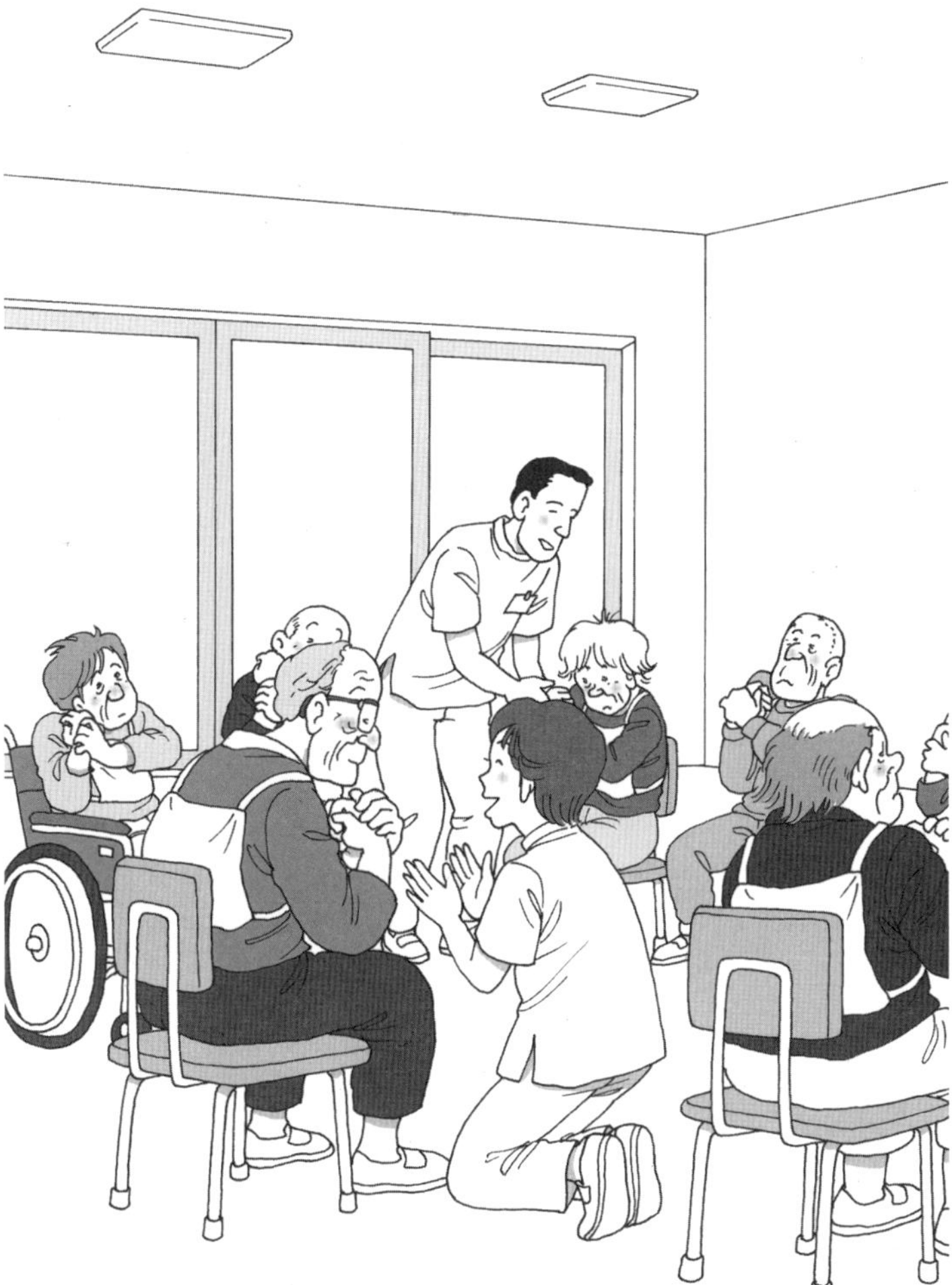

がいてくれたおかげであることを他の参加者にも認めてもらいます。

「Aさん、もう一度やってみてくれませんか」

と、再度やってもらって拍手を送ります。

「拍手されたから、もう一回どう?」

といったやりとりをすると場が活性化します。

他人の動作が参考になったことを参加者全員で確認することも良いやり方です。

「Aさんの格好はすてきですね。あのようにはなかなかいかないですよね。少しでも頑張って、Aさんに近づくように努力しましょうか」

という表現はよいと思います。

原則10　全員がやるべきことを宿題とする

上手下手があっても全員がやるべきこと、例えば、指を組んで上げる体操や、健側の手で患側の肩をつかんでひねるなど、頑張ればたいていの人ができることをしっかりするように宿題にします。できる人は、適当にやってくれればよいのですが、指を組めない人は努力してもらいます。それを次回までに心がけるように宿題とします。

中にはまじめな人もいますが、宿題はやれないのが普通です。しかし、宿題を出すことに意味があります。それは、「次回までに……」という言葉が、会は次回も継続されることを明確にし、また、個人の課題に関心が寄せられていることを意識してくれます。

うまくできそうな人とそうでない人がいますが、うまくできそうもない人はその人の名前を挙げて、全員の前で話します。

「Aさんは、肩の動きはそのうちに必ずBさんの程度にまでよくなるので、努力してください」

とか、

「Bさんは、一人で指を組めるように頑張ってみてください」

といった課題を出します。課題は一つで十分です。一人にたくさんの課題を出すと無用の負担を与えてしまいかねません。

次回には与えた課題がどうだったかを全員で検証してみます。たいていの人は、一カ月ではなかなか到達しません。しかし到達したかどうかは副次的で、全員がAさん、Bさんに注目していることを感じてもらうのです。参加者は、他人のことなので忘れているのが普通ですが、セラピストは忘れてはいけません。課題は工夫をすればいくらでもできます。「座って足踏みをきちんとしましょう」なども使いやすい課題です。ブルンストロームのステージを知っている人なら、すこし難度の高い課題をつくればよいのですから。

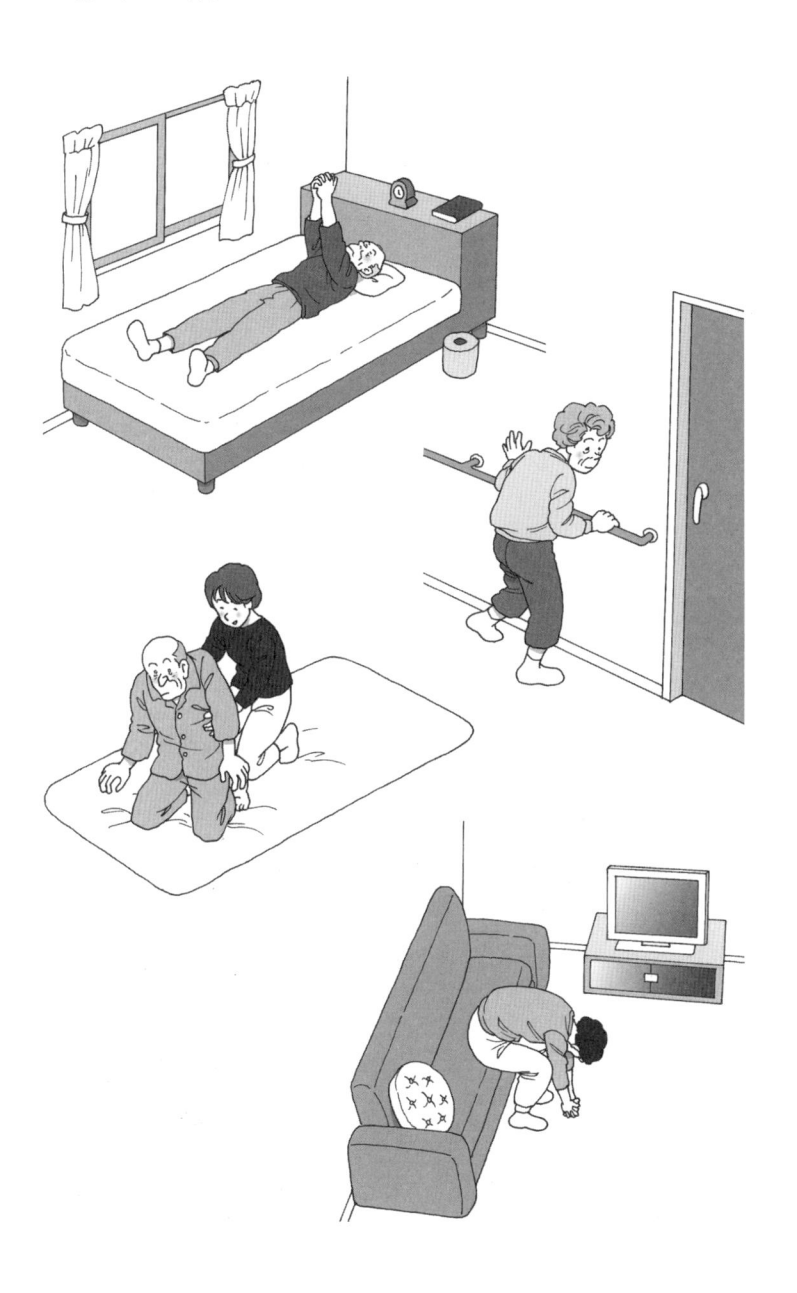

原則11 会の終わりはきちんと守る

会の終了は予定通りにするのが原則です。そして終了をはっきり告げます。始まりが遅くなっても、終わりの時間を守るのが鉄則です。それぞれ予定があるし、迎えの人を待たせないようにしなければいけません。時間の延長は絶対に避けてください。

前後で血圧測定などの安全チェックなどのため、個人的に時間を要する人もあるので、プログラムの進行はきちんと終了します。

会の終了に当たっては、必ず会の総評をする形で、参加者のおかげで会がスムースに進行したことや楽しかったこと、頑張った人のこと、その他、印象深かったことを話すのはよいことです。また、全員に参加の労をねぎらいます。

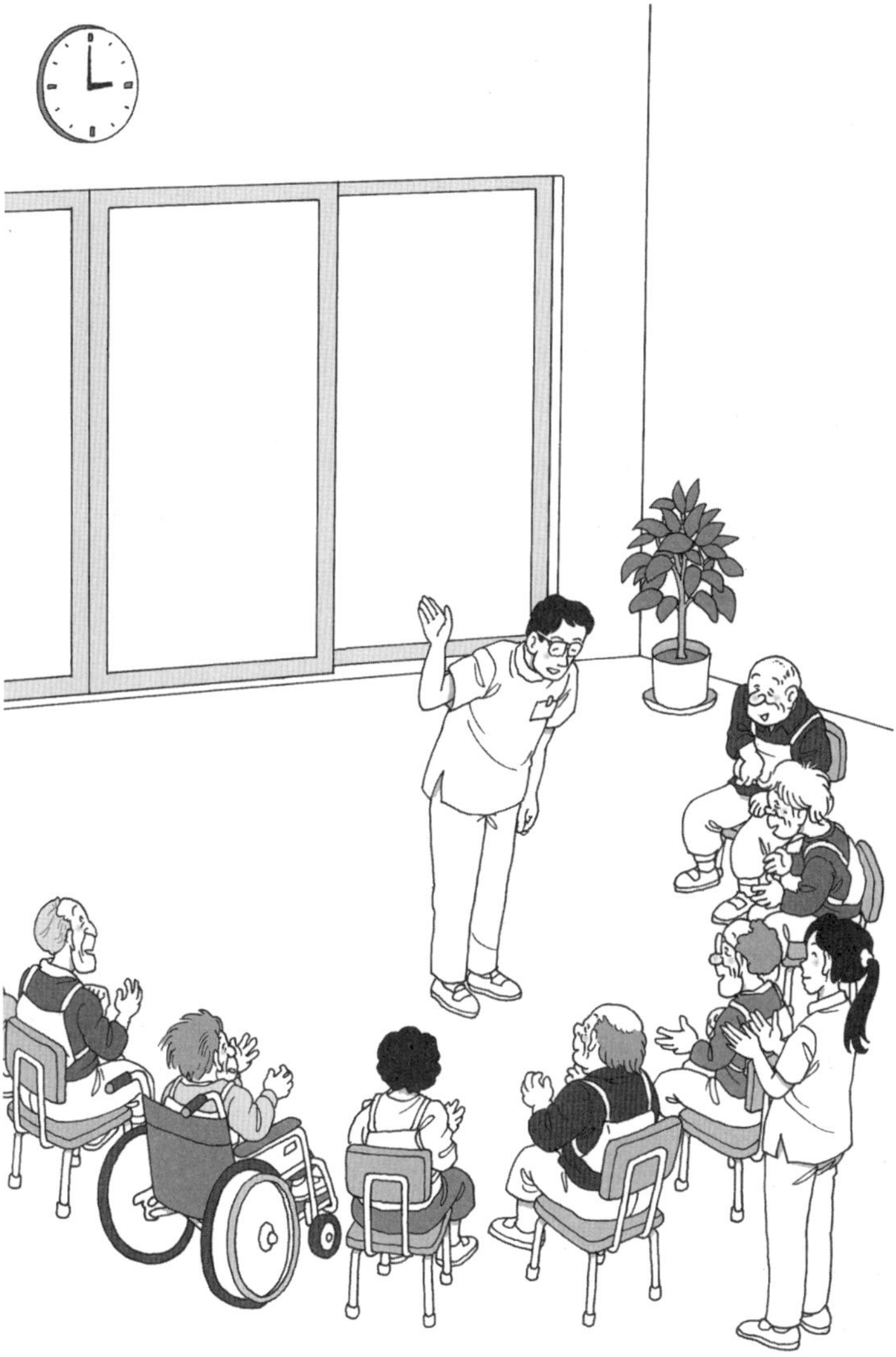

原則12 次回の日を必ず確認する

年間の予定を明確にしておくことは言うまでもありません。予定ですから変更になることもあるので、必ず次回の開催日を全員の中で確認します。参加者の多くは、最も大切な予定の一つに入れてくれるでしょう。

ベテランの参加者の中には、旅行の予定を立てている人もいます。そのようなことは全員の前で紹介します。しかし、多くの人は、時間はたっぷりあるけれども予定に乏しいのが普通です。特に、発症から日の浅い人は、一般的にいって自分で予定を立てられません。一つでも具体的な予定があることは、いわば目標を持つことであり、予定表にメリハリがつきます。忙しい人は手帳が一杯で、それをこなすことが生きがいになっていますが、この人たち

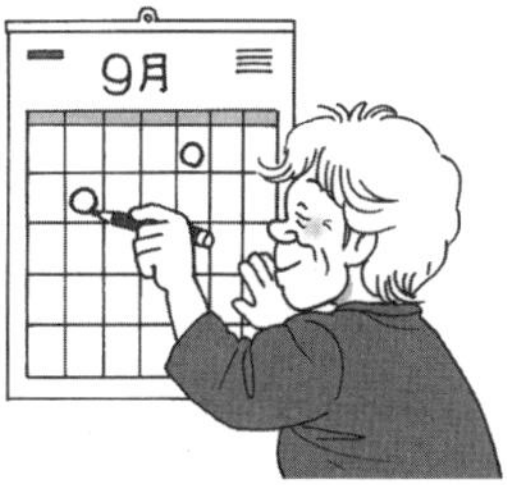
9月

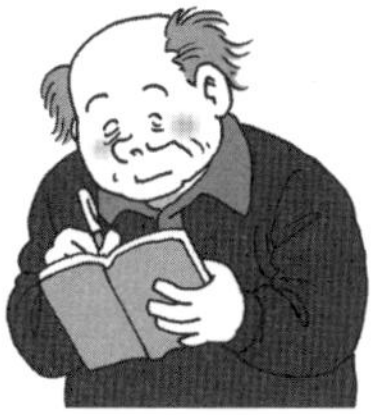

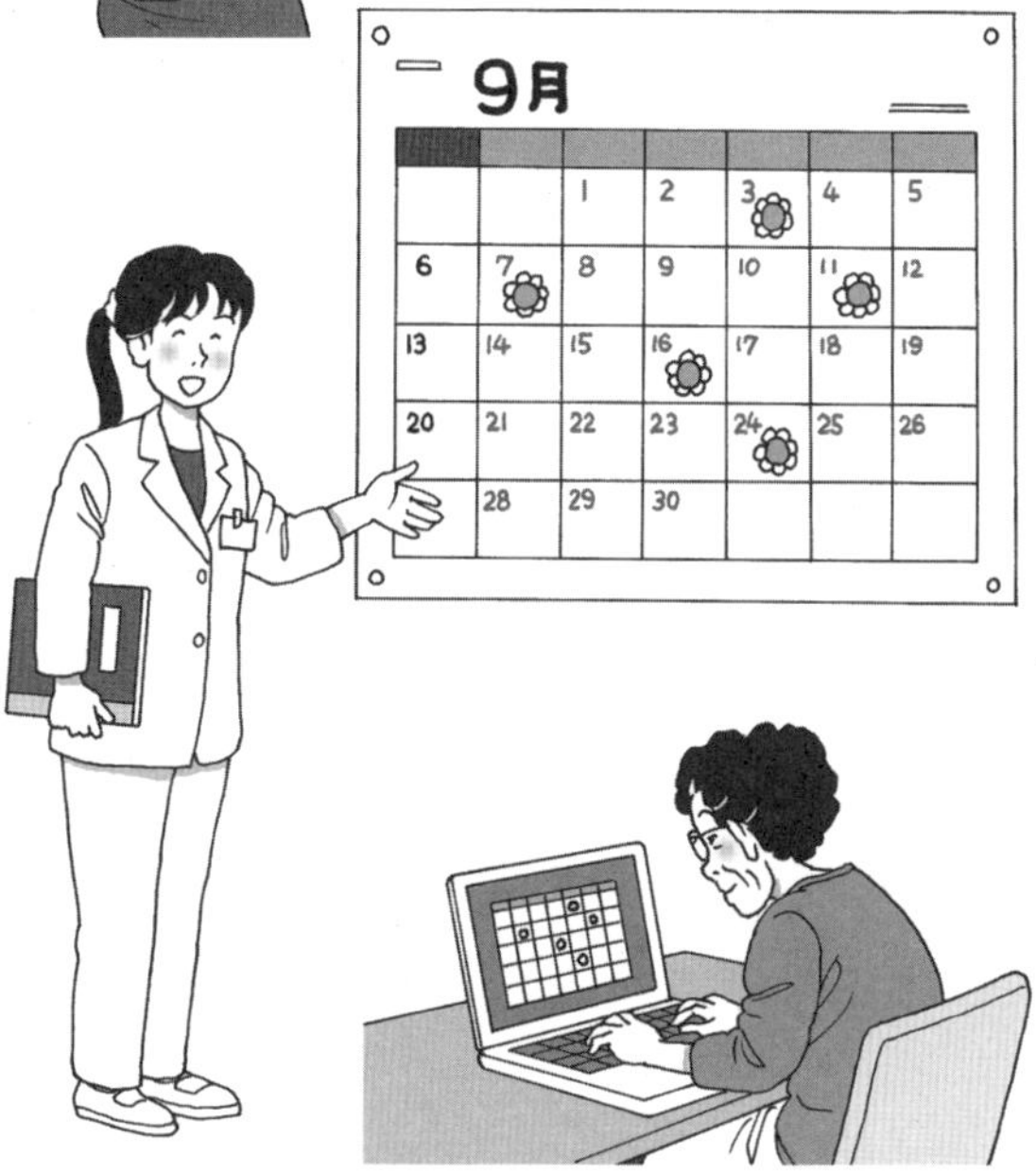
9月
1 2 3 4 5
6 7 8 9 10 11 12
13 14 15 16 17 18 19
20 21 22 23 24 25 26
28 29 30

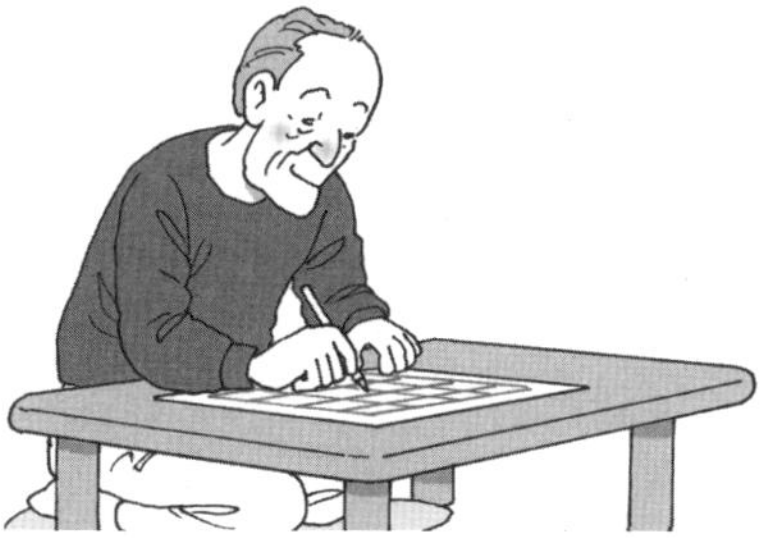

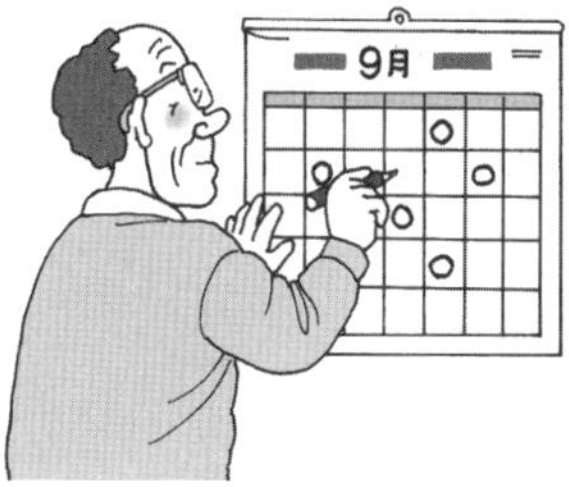
9月

にはそれがないのです。これから少しでも手帳を埋めていただくのが私たちの願いです。

生きがいは未来にしかなく、目標も未来にしかありません。過去へのこだわりを消せなくても、少しずつ未来に関心を持ってもらえるよう支援プログラムを組むべきでしょう。

原則13　出迎え三分、見送り七分

「出迎え三分、見送り七分」という箴言があります。迎えるときも、送るときも大切ですが、どちらかと言えば、送るときのほうがより大切であるという意味です。

迎えたときは、全員それなりに努力をしているわけですから、第三者としてそれを認めることは本人のやる気につながります。家族が「家では何もしていない」などの発言がしばしばありますが、一番苦労しているのは本人ですから、「頑張っているのですよね」と本人のそれなりの努力を代弁してあげます。

おそらく、長い療養生活では、障害者の立場は家族の中でも相対的に弱くなっていると想像されます。少なくとも本人はなにがしかの負い目を感じており、家族の期待に応えるには改善に向けて、ひたむきの努力の姿勢を示さなければならないことはわかっているのです。しかし、「ひたむきさ」の感じとり方は家族と当人とでは温度差があるのが普通です。

そのような場合、私たち支援者は本人の立場に立ちつつ、家族にわかってもらうように話すことが大切です。そのとき大切なことは、必ず家族の労も十分ねぎらうことです。このようなやりとりは、迎えたときから始まるでしょうから、気をつけて対応します。

見送るときはしっかり送らなければなりません。知らないうちに帰ってしまわれるようなことがないよう注意を払います。全員が席を立つのを確認しながら、スタッフは一人ひとり声をかけて見送ります。その際、動作がうまくなったこと、声がよく出たことなど、具体的によかったことを必ず添えます。また、ねぎらいと、次回も待っている旨を告げます。できれば、握手をします。握手は、身体に安全に触れることができ、信頼感や緊密感を確認し合うために大切です。肩など差し支えない範囲で触れることもよいでしょう。訓練開始の前や終わった後は、いわばノンオフィシャルな場面なので、訓練中とは違った親密感を持ってもらえるのです。このようなセラピストのふるまいは、次回の参加意欲を高めることになります。

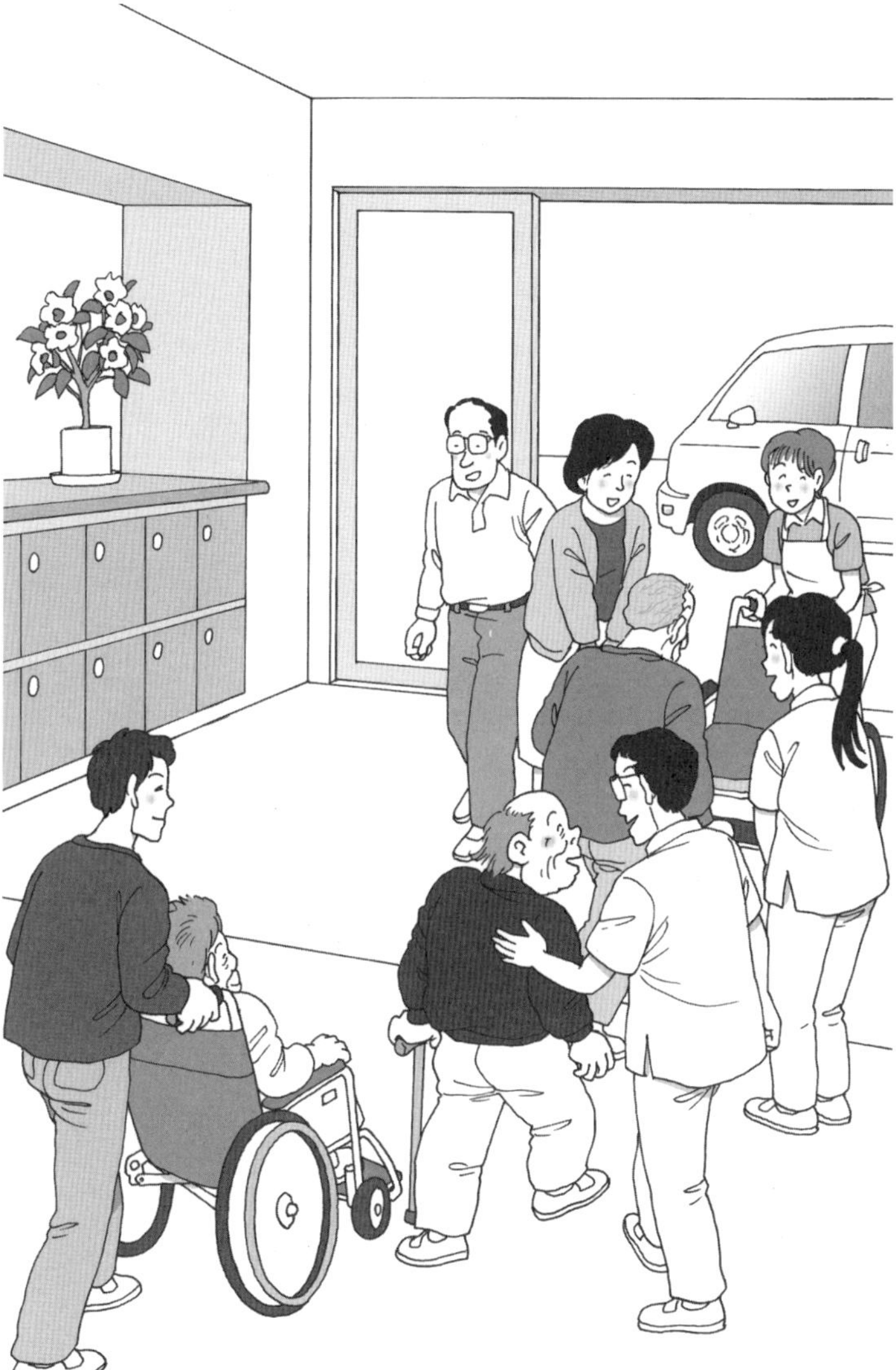

あとがき

残念ながら集団リハビリ訓練は、診療報酬の言語治療で認められているのみです。そのため医療の現場では、ほとんど集団訓練は行われていません。身体機能の向上のためには個別療法を行うべきである、という考えでそうなったのだろうと思いますが、診療報酬制度で認められなくなったから集団訓練が不必要になった、とはいえないと思います。

筆者の信念では、特に脳卒中の維持期にあるような人の場合、個別訓練しかも短時間で終わってしまうようなものより、集団リハビリ訓練を併用したほうが、はるかに効果があるのではないかと思っています。ですから、でき得ることなら個別にチェックがなされ、それに基づいて、集団の中で自分に必要な訓練に重点を置いて行うというのがよいと思います。必ず自分の手本になる人がいるはずです。

いずれにせよ、人は気持ちが動かなければ体は動きません。その、心を動かすのが集団の持つ力です。体（障害）を通してその人たちの心に触れていく、それが集団で行う訓練の真髄です。そのような触れ合いの中から、当事者は気持ちが前向きになり、何かをやってみようと思います。それにはどのようなことが必要なのかを集団の動きの中から学ぶのです。そして何かの具体的な行動をとってみる。そしてまた新たな課題を発見し、それを仲間と一緒に解決する。それができる場が集団リハビリ訓練の場なのです。

参加者にはそれぞれの思いがあり、また同じ問題でも関心の濃淡が違います。だからこそ、集まらないと、心理的なニーズが満たされなくなるのです。集団はただ集まって体操や運動をすればよいというものではなく、そこに意図したものがなければなりません。要するに運営する側の意図がなければならないのです。脳卒中の後遺症で悩む人々の元気が出ない原因は何か、それを解決していこうとする意図です。

本書では13原則になりましたが、その原則を一つでも二つでも満たすように集団を動かしていきます。一つの体操や、一つのゲームを行いながらそのことを考えていることが、集団を動かす側になければなりません。

いままで脳卒中者の集団リハビリ訓練に関するマニュアルを書いた本が見当たりませんでした。筆者は前々から、難しい理論よりまずマニュアルが必要だと思っていました。30年以上、脳卒中者の訓練を集団で行ってきてたしかな手ごたえを得ていましたので、それを自分の経験だけにして墓場に持っていくのは、多くの関係者やなにより当事者の人たちに申しわけないと思っていました。それをとりあえず整理し、これから始めようとする人たちのために書いておくことが大切だと思いました。

幸い、三輪書店さんから出版の機会を得ましたので、稿を起こしました。できるだけイラストでわかりやすくと考え、多くのイラストを入れさせてもらいましたが、イラストレーターにはご苦労をかけました。お詫びし、御礼申し上げます。

●参考文献

Sue V. Saxon、Mary Jean Etten（著）、福井圀彦（監訳）、宮森孝史（訳）：老年者のQOLプログラム―心理社会的治療法．医歯薬出版、1990
山川百合子：回復期リハビリテーション病棟における脳卒中後うつ状態の予備的研究―PSDとQOL．茨城県立医療大学紀要、2004
鎌倉矩子、山根 寛、二木淑子（編）、山根 寛、香山明美、加藤寿宏、他（著）：ひとと集団・場―ひとの集まりと場を利用する 第2版．三輪書店、2007
南雲直二：社会受容―障害受容の本質．荘道社、2002
大田仁史：新・芯から支える―実践リハビリテーション心理．荘道社、2006
澤 俊二：退院後の脳血管障害者の心身機能の推移とピア・サポートの場―老人保健法に基づく機能訓練事業の意義を活かす．大田仁史（編）：集団リハビリテーションの実際―こころとからだへのアプローチ．三輪書店、2010
宗像恒次：最新行動科学からみた健康と病気．メヂカルフレンド社、1996
島崎俊樹：生きるとは何か．岩波新書、1974
大田仁史：心にふれる―大田仁史のリハビリ・エッセイ．荘道社、1993
大田仁史（監）、森山志郎（著）：心が動く―脳卒中片マヒ者、心とからだ十五年．荘道社、2001
大田仁史（監）：脳卒中後の生活―元気が出る暮らしのヒント：同病の先輩から後輩へ．創元社、2005
大田仁史、遠藤尚志、失語症者家族：「失語症」と言われたあなたへ．エスコアール出版部、2008

著者紹介

大田仁史（おおた ひとし）

1936年生まれ、香川県高松市出身。1962年、東京医科歯科大学医学部卒業、1973年、NTT伊豆逓信病院リハビリテーション科部長、1993年、同病院副院長、1995年、茨城県立医療大学教授。翌年、同大学付属病院院長を経て、現在、茨城県立健康プラザ管理者、茨城県立医療大学名誉教授。医学博士。茨城県地域リハビリテーション普及促進協議会会長、茨城県介護予防推進委員会委員長、ほか。
著書に『介護期リハビリテーションのすすめ』（青海社、2010）、『新・芯から支える』（荘道社、2006）、編著に『集団リハビリテーションの実際—こころとからだへのアプローチ』（三輪書店、2010）、『完全図解　介護予防リハビリ体操大全集』（講談社、2010）、『地域リハビリテーション論 Ver.4』（三輪書店、2009）など多数。

脳卒中者の集団リハビリテーション訓練の13原則

発　行　2010年12月20日　第1版第1刷©
著　者　大田仁史
発行者　青山　智
発行所　株式会社 三輪書店
〒113-0033　東京都文京区本郷6-17-9　本郷綱ビル
☎03-3816-7796　FAX03-3816-7756
http://www.miwapubl.com
制　作　株式会社 メディカル・リーフ
印刷所　三報社印刷 株式会社

ISBN978-4-89590-375-2 C3047

■ 2009年4月の介護保険改定に対応した最新バージョン！

地域リハビリテーション論 Ver.4

【編著】大田 仁史
【著者】浜村 明徳・下斗米 貴子・澤 俊二

地域リハビリテーションにまつわる課題は日々変化していく。ご好評の『地域リハビリテーション論』が、内容をさらに充実させ3年ぶりの改訂。「Ver.4」では、2009年4月の介護保険改定に伴い、最新の情報を加えた。さらには地域リハビリテーションネットワークづくりの実際や、これからの地域リハビリテーションの方向性も提示し、よりいっそう、現時点での地域リハビリテーションの考え方や基本的な活動がわかりやすく整理された。

地域とは、生活とは、そこで果たすべき各職種の役割は何か。本書を読めば、地域リハビリテーションの概略を確実に把握できる。PT、OT、ST学生にとどまらず、地域リハビリテーションにかかわる各職種必携の教科書。

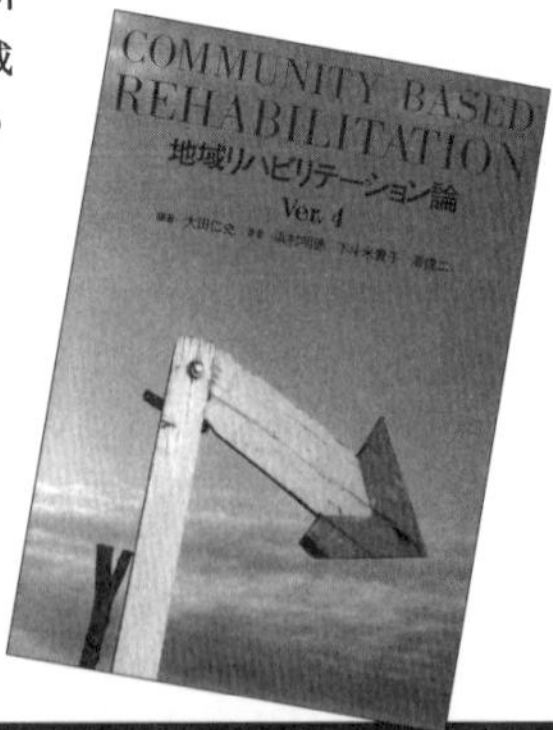

■ 主な内容 ■

第Ⅰ章　地域リハビリテーション活動の歴史
Ⅰ.第1期（個別活動期：～1983年頃まで）
Ⅱ.第2期（全国展開期：1983年～1999年頃）
Ⅲ.第3期（再編期：2000年頃～現在）
Ⅳ.第4期（統合・完成期：～将来）

第Ⅱ章　地域リハビリテーションの考え方と定義

第Ⅲ章　地域リハビリテーションの諸サービス
Ⅰ.地域リハビリテーションとリハビリテーション医療
Ⅱ.在宅リハビリテーション諸サービス
Ⅲ.地域リハビリテーション関連サービス
Ⅳ.各専門職の果たす役割

第Ⅳ章　介護保険とリハビリテーション
Ⅰ.介護保険制度導入の背景
Ⅱ.諸外国の状況
Ⅲ.介護保険制度の概要
Ⅳ.介護保険法改正（2005年）による制度見直しの具体的内容
Ⅴ.介護保険制度の問題点と課題
Ⅵ.介護保険とリハビリテーション
Ⅶ.地域リハビリテーションにおける介護保険の役割
Ⅷ.介護保険とリハビリテーションにおける課題と展望
Ⅸ.障害福祉分野の「支援費」制度から「障害者自立支援法」へ

第Ⅴ章　地域リハビリテーションのシステム
—連携とネットワークづくり
Ⅰ.地域リハビリテーションにおける連携
Ⅱ.地域リハビリテーション支援体制づくり
Ⅲ.地域リハビリテーションシステムづくりの事例

第Ⅵ章　事例を通してみる援助の実際
〔症例Ⅰ〕70歳 男性 脳梗塞による右片麻痺
〔症例Ⅱ〕72歳 女性 脳梗塞による左片麻痺
〔症例Ⅲ〕54歳 女性 脳出血による左片麻痺，糖尿病・高血圧症を合併
〔症例Ⅳ〕69歳 女性 脳出血による右片麻痺，失語症
〔症例Ⅴ〕69歳 男性 脳梗塞による左片麻痺，糖尿病による白内障（左眼失明）・高血圧を合併

● 定価2,520円（本体2,400円+税5%） B5 頁130 2009年 ISBN 978-4-89590-335-6

お求めの三輪書店の出版物が小売書店にない場合は，その書店にご注文ください．お急ぎの場合は直接小社に．

〒113-0033
東京都文京区本郷6-17-9 本郷綱ビル
三輪書店
編集 03-3816-7796 FAX 03-3816-7756
販売 03-6801-8357 FAX 03-3816-8762
ホームページ：http://www.miwapubl.com